云间读书系列

北京乳腺病防治学会
BEIJING BREAST DISEASE SOCIETY

乳腺癌
经典研究解析

主编 ◎ 邸立军

科学技术文献出版社
SCIENTIFIC AND TECHNICAL DOCUMENTATION PRESS
·北京·

图书在版编目（CIP）数据

乳腺癌经典研究解析 / 邸立军主编. —北京：科学技术文献出版社，2021.7
ISBN 978-7-5189-7925-7

Ⅰ.①乳…　Ⅱ.①邸…　Ⅲ.①乳腺癌—研究　Ⅳ.①R737.9

中国版本图书馆 CIP 数据核字（2021）第 102510 号

乳腺癌经典研究解析

策划编辑：帅莎莎　　责任编辑：帅莎莎　　责任校对：张永霞　　责任出版：张志平

出　版　者	科学技术文献出版社
地　　　址	北京市复兴路15号　　邮编　100038
编　务　部	(010) 58882938，58882087（传真）
发　行　部	(010) 58882868，58882870（传真）
邮　购　部	(010) 58882873
官 方 网 址	www.stdp.com.cn
发　行　者	科学技术文献出版社发行　全国各地新华书店经销
印　刷　者	北京地大彩印有限公司
版　　　次	2021 年 7 月第 1 版　2021 年 7 月第 1 次印刷
开　　　本	710×1000　1/16
字　　　数	190千
印　　　张	17
书　　　号	ISBN 978-7-5189-7925-7
定　　　价	108.00元

编委会

主　编：邸立军

副主编：杨俊兰　张　频　张永强　严　颖

编　委：（按姓氏拼音排序）

樊　英　关　印　郝春芳　梁　旭

罗　斌　彭　亮　邵　彬　万冬桂

王墨培　王歆光　徐　玲

参编人员：（按姓氏拼音排序）

白宇鸽　兰　波　李　俏　李　瑛

刘毅强　冉　然　张　帆

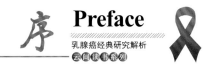

喜闻邸立军教授主编的《乳腺癌经典研究解析》顺利出版，值得庆贺。

我们知道，2020年女性乳腺癌的发病率已超过肺癌，成为全球肿瘤发病率第一的癌症，并已是全球第五大肿瘤死亡原因。我国的形势同样不容乐观，乳腺癌的新发病例数位居第四，仅次于肺癌、结直肠癌和胃癌，也能够看到呈现出城市高于农村的分布状态。正是基于以上原因，2019年我国出台的《健康中国行动（2019—2030年）》中新增肿瘤防治的专项行动，这就需要从事肿瘤专业的工作者加强健康知识普及，做到早发现、早诊断、早治疗，使肿瘤负荷得到有效控制，助力实现健康中国的宏伟目标。

本书精心挑选了当今乳腺癌内科治疗领域的热点话题，通过青年医生系统分析和解读，由资深肿瘤专家升格讨论和点评，这种形式既提高了青年医生对临床热点问题的认识与解读能力，又有老专家引领把舵再提高的梳理过程，同时还配有音频资料，全方位地掌握乳腺癌临床研究的精髓，对临床医生更加深入地了解经典临床研究的前生今世，对临床实践工作大有裨益，确实带来耳目一新的感觉。

同时，本书还满足了以下两方面的需求。

（1）青年医生的需求

如今是知识爆炸的时代，如何梳理准确、客观、翔实的资讯，是青年医生面临的问题。乳腺癌的诊疗技术，特别是随着新型药物的问世，相关的临床研究层出不穷，当然也会出现不同的研究结论，甚至相反的研究结果。如何去伪存真，指明一些临床研究深层次的背后故事，了解临床研究的是非曲直，肯定需要总结和评价。同样，青年医生的日常临床工作量大，碎片化时间、重复性工作居多，因此，将精彩经典的论著以讨论、点评的形式呈现，既为临床医生节省时间，同样也会提高青年医生的临床诊疗效率，起到整理思路、开拓视野的效果。

（2）患者及家属的需求

一旦得了肿瘤，患者及家属必定整合资源，有些甚至通过各种途径采用偏方偏剂。通过本书乳腺癌经典临床研究介绍和讲解，对患者及家属起到很好的引领作用，真正起到答疑解惑，消除各种认知上的误区的作用。同样，作为肿瘤专业医生也有责任、有义务去引导患者及家属了解正确的肿瘤诊疗方法，最终改善肿瘤患者的生活质量，提高患者的远期生存。

以邸立军教授为首的本书编委多年来致力于乳腺癌内科治疗领域临床研究与学术交流，颇有成就与造诣，多次在学术期刊、媒体平台发表文章，长期紧随国际乳腺癌的诊疗前沿，掌握最新动态，本书的问世定将为推动国内乳腺癌学科的健康发展起到积极的示范作用。

乳腺癌的诊治任重而道远，希望本书的出版能使从事乳腺癌领域的青年医生和广大的乳腺癌患者及家属从中学习和提高对乳腺癌诊疗的再认识，相信本书会成为你们的良师益友。

佟仲生

天津医科大学肿瘤医院

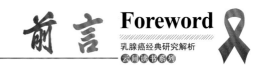
　　2020 年最新数据显示，乳腺癌新增人数高达 226 万，成为全球发病率最高的癌症。乳腺癌发病率虽然不断增高，但死亡率却在逐渐下降，这与乳腺癌治疗理念的不断更新和治疗药物的迅速进展密切相关。乳腺癌治疗策略的改变，治疗指南和诊治规范的更新均来源于临床研究的循证医学证据。因此，通过对乳腺癌治疗经典临床研究的解读，我们能够更好地理解和掌握最新的相关治疗药物的适用人群、疗效和安全性，以指导临床实践。

　　2020 年，北京乳腺病防治学会内科专业委员会主要成员组织发起"云间读书系列课程"活动，精心挑选了 11 个目前乳腺癌内科治疗领域的热点话题，邀请青年学者，对相关临床研究的原始文献和数据更新进行全面、系统、细致地分析和解读，再由该领域资深的肿瘤学专家进行讨论和点评，帮助临床医生更加深入地了解经典临床研究的精髓。我们现在将相关内容整理成册，旨在解读这些经典临床研究从设计到结果，从首次报道到随访更新的主要内容，以及其对治疗指南和临床实践的意义，同时对存在的问题进行深入探讨，以期对临床医生有所帮助和促进。

　　本书的读者对象为肿瘤科和乳腺癌相关专业的临床医生，帮助大家更好地理解每个临床研究的目的、设计、主要结果及其对临床实践的影响。在本书编写过程中，得到了多位同道的支持和关怀，每一位讲者和参与讨论的专家，一丝不苟，花费大量的时间参与整理和撰写，在此表示衷心的感谢！由于时间仓促，专业水平有限，书中难免存在不妥之处，敬请广大读者和同道批评指正。

编者

2021 年 5 月

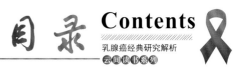

目 录 Contents

乳腺癌经典研究解析
云间读书系列

TAILORX 和 MINDACT 临床研究解析

TRAIN-2 和 TRYPHAENA 研究解析

北京乳腺病防治学会
BEIJING BREAST DISEASE SOCIETY

云间读书系列课程

CLEOPATRA临床研究解析
—— HER2阳性晚期乳腺癌一线治疗的选择

日期 **2020/8/10 (周一)**   时间 **18:00～19:20**

大会主席

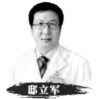

邸立军
北京大学肿瘤医院

特邀嘉宾

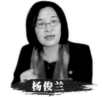

杨俊兰
中国人民解放军总医院

扫一扫看视频

大会讲者

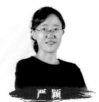

严颖
北京大学肿瘤医院

讨论嘉宾

徐 玲	王墨培	李 俏	关 印
北京大学第一医院	北京大学第三医院	中国医学科学院 肿瘤医院	首都医科大学北京 朝阳医院

会议议程

时间	内容	讲者
18:00～18:10	主席致辞	邸立军
18:10～18:40	CLEOPATRA 临床研究解析	严 颖
18:40～19:10	讨论: 问题1: 辅助曲妥珠单抗±帕妥珠单抗治疗后复发转移，一线治疗的选择? 问题2: HR+/HER2+患者一线治疗的选择? 问题3: 曲妥珠单抗+帕妥珠单抗治疗相关生物标志物的检测?	讨论嘉宾 徐 玲 王墨培 李 俏 关 印
19:10～19:20	点评与总结	特邀嘉宾 杨俊兰

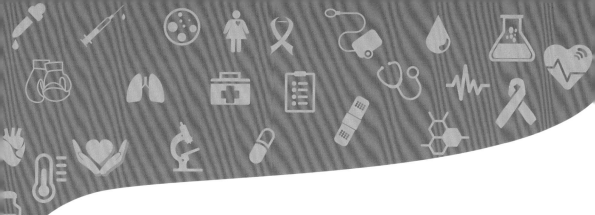

CLEOPATRA 临床研究解析

——HER2 阳性晚期乳腺癌一线治疗的选择

CLEOPATRA（CLinical Evaluation of Pertuzumab and Trastuzumab）临床研究是一项全球多中心、随机、双盲的Ⅲ期试验，旨在探讨帕妥珠单抗＋曲妥珠单抗双靶向治疗联合紫杉类药物化疗，人表皮生长因子受体 2（human epidermal growth factor receptor 2，HER2）阳性晚期乳腺癌一线治疗的疗效和安全性。由于"惊艳"的研究结果，帕妥珠单抗＋曲妥珠单抗双靶治疗奠定了在 HER2 阳性晚期乳腺癌一线标准治疗的地位，与埃及艳后 Cleopatra 的"惊艳"美貌和智慧不谋而合。

一、 CLEOPATRA 临床研究背景和历程

1. CLEOPATRA 临床研究背景

HER2 阳性乳腺癌约占 20%，预后差，抗 HER2 靶向治疗是其主要的治疗手段。与单纯化疗相比，曲妥珠单抗联合化疗能够显著改善无进

展生存期（progression-free survival，PFS）和总生存期（overall survival，OS），前期研究提示帕妥珠单抗＋曲妥珠单抗有协同作用，用于 HER2 阳性乳腺癌的治疗可临床获益，安全性好。帕妥珠单抗与曲妥珠单抗均为人源化的结合 HER2 的单克隆抗体，但它们结合 HER2 胞外结构域的位点不同。曲妥珠单抗结合 HER2 受体的结构域Ⅳ区，只能作用于 HER2∶HER2 同源二聚体，阻止非配体依赖的活化模式；但 HER 家族形成的异源二聚体，特别是 HER2∶HER3 等能够激活下游信号通路，促进肿瘤细胞的增殖。与曲妥珠单抗的作用位点不同，帕妥珠单抗结合 HER2 受体的结构域Ⅱ区，能作用于 HER2∶HER3 等异源二聚体，通过阻滞配体依赖的活化模式，发挥抗肿瘤作用。因此，曲妥珠单抗和帕妥珠单抗作用机制完全互补，充分阻滞了 HER2 的活化。

2. CLEOPATRA 临床研究历程

详见图 1-1。

CLEOPATRA 研究历程

CLinical Evaluation of Pertuzumab and Trastuzumab

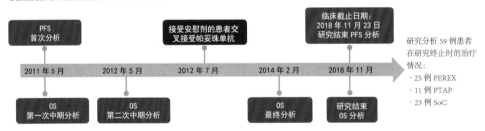

OS：总生存期；PEREX：帕妥珠单抗延长治疗研究（NCT02320435）；

PFS：无进展生存期；PTAP：研究后访问程序；SoC：标准护理

Swain SM，et al. ASCO 2019，abstract 1020

图 1-1　CLEOPATRA 临床研究历程

二、 CLEOPATRA 临床研究设计

CLEOPATRA 临床研究共入组了 808 例 HER2 阳性转移性乳腺癌患者，1∶1 随机分为安慰剂 + 曲妥珠单抗 + 多西他赛（对照组）和帕妥珠单抗 + 曲妥珠单抗 + 多西他赛（试验组），一线治疗直至出现疾病进展或不能耐受的毒副反应。根据地理区域和既往治疗状态 [接受过或未接受过（新）辅助化疗] 进行分层。主要研究终点为独立审查委员会（independent review committee，IRF）评价的 PFS；次要研究终点包括研究者评价的 PFS、OS、客观缓解率（objective response rate，ORR）和安全性。

1. CLEOPATRA 临床研究设计

详见图 1-2。

CLEOPATRA 研究设计

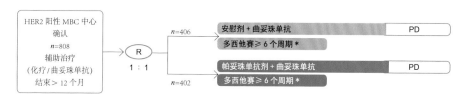

根据地理区域和既往治疗状态 [接受过或未接受过（新）辅助化疗] 进行分层

主要终点：
　　独立审查委员会（IRF）评价的 PFS
次要终点：
　　研究者评价的 PFS
　　OS
　　客观缓解率
　　安全性（由独立的 DMC 和 CRC 进行监测）
CRC，心脏审查委员会；DMC，数据监测委员会；PFS，无进展生存期；OS，总生存期

图 1-2　CLEOPATRA 临床研究设计

图片来源：JOSÉ B，CORTÉS J，SUNG-BAE K，et al. Pertuzumab plus trastuzumab plus docetaxel for metastatic breast cancer. N Engl J Med，2012，366：109-119.

2. CLEOPATRA 临床研究主要入组标准

①年龄 ≥ 18 岁；②组织学或细胞学确认为不可手术的局部复发，或转移性乳腺癌；③中心确认的 HER2 阳性（IHC 3+/FISH 阳性）；④随机 42 天内基线 LVEF ≥ 50%；⑤ ECOG 0 ~ 1 级；⑥既往未接受过抗肿瘤治疗，或既往接受过化疗 ± 曲妥珠单抗（新）辅助治疗，完成治疗后无病间期 ≥ 12 个月。⑦允许随机前曾接受过一线内分泌治疗。

3. CLEOPATRA 临床研究主要排除标准

①既往接受针对转移性乳腺癌的抗肿瘤治疗（允许接受一线内分泌治疗）；②中枢神经系统（CNS）转移；③完成全身治疗后（包括曲妥珠单抗）的无病间期 < 12 个月；④多柔比星累积剂量 > 360 mg/m^2。

4. CLEOPATRA 临床研究给药方案

帕妥珠单抗 / 安慰剂负荷剂量 840 mg，维持剂量 420 mg q3w；曲妥珠单抗负荷剂量 8 mg/kg，维持剂量 6 mg/kg q3w；多西他赛 75 mg/m^2，如果可耐受则逐步加量至 100 mg/m^2 q3w；如果患者不耐受或发生疾病进展，则允许多西他赛的疗程 < 6 个周期；由研究者决定患者是否接受 > 6 个周期多西他赛治疗。每 9 周进行肿瘤治疗疗效评价及心脏功能监测。

三、 CLEOPATRA 临床研究入组患者基线特征

本研究共纳入 808 例患者，406 例随机至安慰剂 + 曲妥珠单抗 + 多西他赛（对照组），402 例随机至帕妥珠单抗 + 曲妥珠单抗 + 多西他赛（试验组），两组人群年龄、地域分布、内脏转移情况、激素受体情况，既往治疗情况均相似。

对照组与试验组的中位年龄均为 54 岁，激素受体阳性患者分别为 49% 和 47%，内脏转移患者分别为 77.8% 和 78.1%，既往接受过（新）辅助化疗的患者分别为 47.3% 和 45.8%。

由于直到 2005 年才获得曲妥珠单抗辅助治疗 HER2 阳性早期乳腺癌的数据，然而 CLEOPATRA 临床研究早在 2008 年 2 月已经开始施行，因此，在该研究中纳入接受过辅助曲妥珠单抗治疗的患者仅有 10% 左右。

CLEOPATRA 研究入组患者基线特征见表 1-1。

表 1-1 入组患者基线特征

ITT 人群	安慰剂 +T+D（n=406）	帕妥珠单抗 +T+D（n=402）
中位年龄（岁）	54	54
地区（%） 亚洲 / 欧洲 / 北美 / 南美	31.5/37.4/16.7/14.3	31.1/38.3/16.7/13.9
HR 状态（%） ER+ 和 / 或 PR+ ER– 和 PR– 未知	49 48.3 2.7	47 52.7 0.2
内脏转移（%）	77.8	78.1
既往（新）辅助化疗（%）	47.3	45.8
（新）辅助治疗药物（%）		
蒽环类	40.4	37.3
紫杉类	23.2	22.6
内分泌治疗	23.9	26.4
曲妥珠单抗	10.1	11.7

注：T：曲妥珠单抗；D：多西他赛。

表格来源：JOSÉ B，CORTÉS J，SUNG-BAE K，et al. Pertuzumab plus trastuzumab plus docetaxel for metastatic breast cancer. N Engl J Med，2012，366：109-119.

四、 CLEOPATRA 临床研究结果

1. PFS

2011 年 5 月在 CLEOPATRA 临床研究随访 19.3 个月时，首次进行 PFS 分析（图 1-3），随后 2012 年在《新英格兰医学杂志》（*NEJM*）上正式发表，经 IRF 评估，对照组中位 PFS 为 12.4 个月，帕妥珠单抗组显著延长 6.1 个月，降低疾病进展风险 38%，获得了目前 HER2 阳性乳腺癌一线治疗的最佳中位 PFS 18.5 个月（*HR*=0.62；95% *CI* 0.51 ～ 0.75；*P* ＜ 0.001）。继续进行随访，直至随访 8 年，共 3 次报道了研究者评价的 PFS，结果相似，帕妥珠单抗组中位 PFS 显著延长了 6.3 个月（18.7 个月 *vs.* 12.4 个月）。

亚组分析显示帕妥珠单抗 + 曲妥珠单抗 + 多西他赛治疗组在各亚组人群中 PFS 获益趋势一致；在地理区域和既往治疗状态 [接受过或未接受过（新）辅助化疗] 两个预设亚组中，所有亚组均有 PFS 获益；无论患者年龄是否＜ 65 岁或激素受体是否阳性，患者的 PFS 均能从帕妥珠单抗治疗组中获益；内脏转移的患者也能从帕妥珠单抗治疗组中获得显著的 PFS 改善。

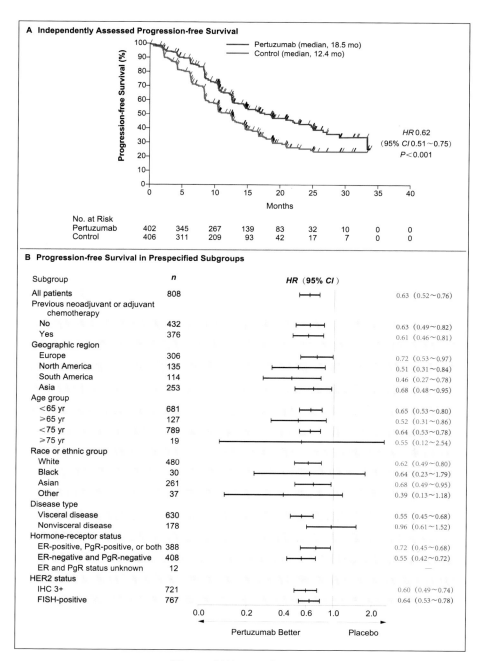

图 1-3　随访 19.3 个月 PFS

图片来源：JOSÉ B，CORTÉS J，SUNG-BAE K，et al. Pertuzumab plus trastuzumab plus docetaxel for metastatic breast cancer. N Engl J Med，2012，366：109-119.

2. OS

2011 年 5 月（随访 19.3 个月）第一次中期分析显示 OS 获益明显倾向于帕妥珠单抗组，但无显著性改善 [HR= 0.64，95% CI 0.47 ～ 0.88，P=0.005（预设值为 $P \leq 0.0012$）]。第 2 次中期分析（随访 30 个月）显示帕妥珠单抗组 OS 显著改善（HR= 0.66，95% CI 0.52 ～ 0.84，P=0.0008），对照组中位 OS 为 37.6 个月，帕妥珠单抗组尚未达到。随访 50 个月，进行了 OS 最终分析（图 1-4），帕妥珠单抗组中位 OS 显著延长至 56.5 个月（56.5 个月 *vs.* 40.8 个月，HR= 0.68，95% CI 0.56 ～ 0.84，$P < 0.001$），2019 年 ASCO 大会上报道了随访 8 年研究结果，帕妥珠单抗组 8 年生存率为 37%，对照组仅为 23%，中位 OS 显著延长至 57.1 个月（57.1 个月 *vs.* 40.8 个月，HR= 0.69，95% CI 0.58 ～ 0.82），揭示 HER2 阳性晚期乳腺癌患者一线治疗选择帕妥珠单抗＋曲妥珠单抗的双靶治疗联合化疗可以获得长期生存（表 1-2）。

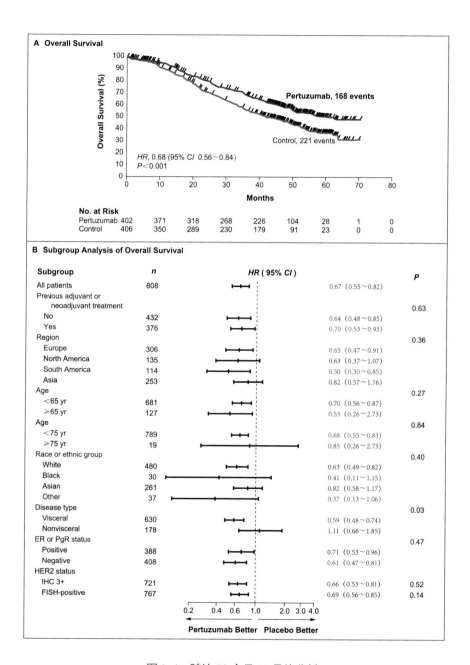

图 1-4　随访 50 个月 OS 最终分析

图片来源：SANDRA M S，JOSÉ B，SUNG-BAE K，et al. Pertuzumab，trastuzumab，and docetaxel in HER2-positive metastatic breast cancer. N Engl J Med，2015，372：724-734.

表 1-2　研究结果汇总

	随访时间	中位 *PFS*（个月） 试验组 *vs.* 对照组 *HR*（95% *CI*）	中位 OS（个月） 试验组 *vs.* 对照组 *HR*（95% *CI*）
2012 N Engl J Med	19.3 个月	18.5 个月 *vs.* 12.4 个月 *HR*= 0.62（0.51 ～ 0.75） *P* < 0.001	未达到 *HR*= 0.64（0.47 ～ 0.88） *P*=0.005
2013 Lancet Oncol	30 个月	18.7 个月 *vs.* 12.4 个月 *HR*= 0.69（0.58 ～ 0.81） *P* < 0.001	未达到 *vs.* 37.6 个月 *HR*= 0.66（0.52 ～ 0.84） *P*=0.0008
2015 N Engl J Med	50 个月	18.7 个月 *vs.* 12.4 个月 *HR*= 0.68（0.58 ～ 0.80） *P* < 0.001	56.5 个月 *vs.* 40.8 个月 *HR*= 0.68（0.56 ～ 0.84） *P* < 0.001
2020 Lancet Oncol	8 年	18.7 个月 *vs.* 12.4 个月 *HR*= 0.69（0.59 ～ 0.81）	57.1 个月 *vs.* 40.8 个月 *HR*= 0.69（0.58 ～ 0.82）

3. 客观缓解率（ORR）

帕妥珠单抗组 ORR 客观缓解率（CR+PR）为 80.2%，其中 5.5% 患者达到 CR，与对照组相比，显著提高 10.8%（80.2% *vs.* 69.3%，95% *CI* 0.042 ～ 0.175，*P*=0.0011）。

4. 安全性

帕妥珠单抗组腹泻、中性粒细胞减少、发热性中性粒细胞减少等 3 级及 3 级以上不良反应事件升高。停用多西他赛后，不良反应事件显著降低。3 级以上不良反应罕见。两组心脏毒性发生率相似。

该研究主要终点报道后，自 2012 年 7 月，50 例安慰剂的患者交叉到帕妥珠单抗组。安全性分析（表 1-3）基于接受治疗类型；直到首次接受帕妥珠单抗治疗前，交叉患者仍计为安慰剂组，交叉后数据单独报告报道。

腹泻和皮疹是交叉治疗后最常见的不良事件，通常为易管理的不良事件；根据既往的分析，严重不良事件仅帕妥珠单抗组出现 1 例新的充血性心力衰竭和交叉后帕妥珠单抗组出现 1 例新的症状性左心室功能障碍。

表 1-3　安全性

患者数，n（%）	交叉前		交叉后
	P+H+D （n=408）	Pla+H+D （n=396）	P+H+D （n=396）
腹泻	280（68.6）	191（48.2）	25（50）
≥3 级	40（9.8）	20（5.1）	1（2）
皮疹	213（52.2）	155（39.1）	18（36）
≥3 级	15（3.7）	6（1.5）	0
症状性 LVD（研究者评估）	6（1.5）	7（1.8）	1（2）*
NYHA 功能分级 Ⅲ/Ⅳ级	4（1）	4（1）	1（2）*
LVD（PT）	32（7.8）	34（8.6）	3（6）
≥3 级	6（1.5）	13（3.3）	2（4）*
CHF 显示的 SAE	8（2）†	8（2）	1（2）*
≥3 级	7（1.7）†	7（1.8）	1（2）*
LVEF 从基线下降至＜50%，下降＞10%，n/N（%）	28/394（7.1）	28/378（7.4）	3/49（6.1）

注：CHF：充血性心力衰竭；D：多西他赛；H：曲妥珠单抗；LVD：左心室功能缭乱；LVEF：左心室射血分数；NYHA：纽约心脏协会；P：帕妥珠单抗；Pla：安慰剂；PT：首选项；SAE：严重不良事件。

* 开始于交叉后 46 个月（帕妥珠单抗组）：在 34 天内进行决议，患者停止研究药物。

† 对于自上次分析以来在此类别中包含事件的患者：3 例开始于帕妥珠单抗治疗后 77 个月，在 34 天内进行决议，患者停止研究药物。

表格来源：SWAIN S M, MILES D, KIM S B, et al. End-of-study analysis from the phase Ⅲ, randomized, double-blind, placebo（Pla）-controlled CLEOPATRA study of first-line（1L）pertuzumab（P）, trastuzumab（H）, and docetaxel（D）in patients（pts）with HER2-positive metastatic breast cancer（MBC）.Journal of Clinical Oncology, 2019, 37（15_suppl）: 1020.

五、 CLEOPATRA 临床研究中相关探索性分析

1. 多西他赛治疗持续时间对治疗结局的影响

晚期乳腺癌治疗的目的是控制症状，改善生活质量，延长生存期。而多西他赛的化疗周期数与生活质量密切相关。这项探索性分析旨在探讨延长多西他赛的化疗周期数，是否能进一步延长 PFS 和 OS。

在 CLEOPATRA 研究方案中，多西他赛起始剂量为 75 mg/m^2，如果可耐受则逐步加量至 100 mg/m^2 q3w，如果患者不耐受或发生疾病进展，则允许多西他赛的疗程＜ 6 个周期； 由研究者决定患者是否接受＞ 6 个周期多西他赛治疗。研究结果显示，在入组的 804 例患者中，多西他赛治疗周期数分别为：＜ 6 个周期（n=119）、6 个周期（n=210）和＞ 6 个周期（n=475）。根据帕妥珠单抗治疗获益情况进行校正后，＞ 6 个周期组和 6 个周期组，PFS（HR=0.8，95% CI 0.63 ～ 1.01，P=0.064）和 OS（HR=0.88，95% CI 0.69 ～ 1.12，P=0.3073）均无显著性差异。而＜ 6 个周期治疗组，疾病进展风险（HR=1.72，P=0.0106）和死亡风险（HR=2.49，P ＜ 0.0001）显著增高，考虑与这组患者疾病进展早和治疗耐受性差有关。

无论多西他赛的治疗周期数（＜ 6 个周期，6 个周期，或＞ 6 个周期），相对于曲妥珠单抗单靶治疗组（安慰剂组），还是相对于帕妥珠单抗＋曲妥珠单抗双靶治疗组均有显著性的 PFS 改善（P ＜ 0.05），HR 分别为 0.395，0.615 和 0.633；OS 在＜ 6 个周期（HR=0.577，P ＜ 0.05）和＞ 6 个周期亚组也有显著性延长（HR=0. 612，P ＜ 0.05），6 个周期亚组也有延长

的趋势（*HR*=0.7，*P*=0.079）。

因此，与 6 个周期多西他赛化疗相比，超过 6 个周期的化疗，并不能进一步显著性改善 PFS 和 OS；但与曲妥珠单抗单靶治疗治疗相比，无论多西他赛的治疗效果怎样，帕妥珠单抗＋曲妥珠单抗双靶治疗均能进一步提高 PFS 和 OS。

2. 接受过曲妥珠单抗（新）辅助治疗的亚组分析

CLEOPATRA 研究在 2008 年开始入组，但 2006 年 FDA 才批准辅助曲妥珠单抗治疗的适应证，并且 CLEOPATRA 研究入组标准要求辅助治疗结束（包括曲妥珠单抗治疗）≥ 12 个月出现复发转移，因此，在入组的 808 例患者中，47% 接受过（新）辅助治疗，仅 11% 患者接受过辅助曲妥珠单抗治疗。该事后分析表明，HER2 阳性转移性乳腺癌患者一线治疗中，既往接受过曲妥珠单抗（新）辅助治疗的患者与整体人群和未接受曲妥珠单抗经治患者 PFS 和 OS 获益相似。但毕竟病例数量有限，不能充分评估接受过曲妥珠单抗（新）辅助治疗的患者再次进行帕妥珠单抗＋曲妥珠单抗双靶治疗的获益程度（表 1-4）。

表 1-4　接受过曲妥珠单抗（新）辅助治疗的亚组分析

	安慰剂 +T+D	帕妥珠单抗 +T+D
	中位 PFS（个月）	
所有患者 （*n* = 808）	12.4 *HR*=0.62（0.51 ～ 0.75） *P* < 0.0001	18.5
曾接受过曲妥珠单抗（新）辅助治疗 （*n* = 88）	10.4 *HR* = 0.62（0.35 ～ 1.07）	16.9

（续表）

	安慰剂 +T+D	帕妥珠单抗 +T+D
	中位 PFS（个月）	
（新）辅助治疗中不包含曲妥珠单抗 （$n=288$）	12.6	21.6
	$HR=0.6（0.43 \sim 0.83）$	
	中位 OS	
所有患者 （$n=808$）	$HR=0.66（0.52 \sim 0.84）$	
	$P=0.0008$	
曾接受过曲妥珠单抗（新）辅助治疗 （$n=88$）	$HR=0.68（0.30 \sim 1.55）$	

注：T：曲妥珠单抗；D：多西他赛。

表格来源：GIL E M C，BRUFSKY A，IM Y H，et al. Efficacy and safety of first-line（1L）pertuzumab（P），trastuzumab（T），and docetaxel（D）in HER2-positive MBC（CLEOPATRA）in patients previously exposed to trastuzumab.Journal of Clinical Oncology，2013，31（15_suppl）：600.

3. 中枢神经系统（CNS）/ 脑转移的探索性分析

研究显示 HER2 阳性乳腺癌脑转移发生率高于其他亚型乳腺癌 25% ～ 48%，发生脑转移后中位 OS 为 17.1 ～ 23.5 个月。根据早期乳腺癌辅助曲妥珠单抗治疗荟萃分析的结果，经辅助曲妥珠单抗治疗的患者，CNS 作为首发转移部位的风险增高，原因考虑为曲妥珠单抗通过血脑屏障能力有限，并且降低了颅外复发转移风险。

CLEOPATRA 研究中，进行了 CNS 转移的探索性分析来评估两组的治疗疗效。意向治疗分析（Intention-To-Treat，ITT）人群中，CNS 转移作为首发转移部位的患者安慰剂组 12.6%（51 例 /406 例），帕妥珠单抗组 13.7%（55 例 /402 例）。至 CNS 发生时间两组分别为 11.9 个月（对照组）和 15 个月（帕妥珠单抗组），$HR= 0.58（95\% CI 0.39 \sim 0.85）$，

P=0.0049，提示帕妥珠单抗＋曲妥组单抗双靶治疗可能推迟脑转移的发生。这些 CNS 转移作为首发转移部位的患者，帕妥珠单抗组中位 OS 有延长的趋势（34.4 个月 $vs.$ 26.3 个月，HR= 0.66，95% CI 0.39 ～ 1.11），可能与颅外病灶在帕妥珠单抗＋曲妥组单抗双靶治疗控制更好有关（图 1-5）。

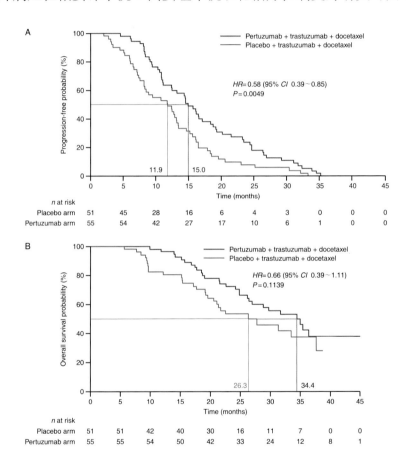

A：至首次出现脑转移时间；B：脑转移为首发转移方式患者的总生存期。

图 1-5　CNS 转移的探索性分析

图片来源：SWAIN S M，BASELGA J，MILES D，et al. Incidence of central nervous system metastases in patients with HER2-positive metastatic breast cancer treated with pertuzumab, trastuzumab, and docetaxel：results from the randomized phase Ⅲ study CLEOPATRA. Ann Oncol, 2014，25（6）：1116-1121.

4. 生物标志物的探索性分析

CLEOPATRA 研究中，强制进行组织标本和血清标本收集，并进行一系列标志物的检测，包括双调蛋白（amphiregulin）、β 细胞素（betacellulin）、表皮生长因子（EGF）、转化生长因子 α、HER2、HER3、胰岛素样生长因子 1、PTEN、磷酸化的 AKT、PIK3CA、CMYC、血清 HER2 胞外结构域（sHER2）和 FCΓR 等。但遗憾的是，上述标志物的表达情况均不能预测帕妥珠单抗 + 曲妥组单抗双靶治疗疗效。但 HER2 蛋白高表达，HER2 和 HER3 mRNA 高水平，野生型 PIK3CA 和 sHER2 低水平的患者预后更好（$P < 0.05$）。其中 PIK3CA 的预后作用最显著，对存在突变的患者相比，野生型的患者预后更好，无论是在安慰剂组（13.8 个月 *vs.* 8.6 个月）还是帕妥珠单抗治疗组（21.8 个月 *vs.* 12.5 个月）。

因此，尽管 CLEOPATRA 研究进行了前瞻性的生物标志分析，HER2 目前仍是唯一能预测帕妥珠单抗 + 曲妥组单抗双靶治疗获益的标志物。HER2、HER3 和 PIK3CA 等有一定的预后价值，但不能预测双靶治疗的疗效获益。

六、从 CLEOPATRA 到 PUFFIN：探索中国 HER2 阳性晚期乳腺癌一线治疗策略

PUFFIN 是一项桥接研究，旨在中国患者中评估帕妥珠单抗 + 曲妥组单抗双靶治疗联合多西他赛化疗的疗效与 CLEOPATRA 研究的一致性，本研究也对安全性和耐受性进行了评估。与 CLEOPATRA 研究入组标准相似，主要入组：①除内分泌治疗外，无既往转移性乳腺癌的治疗；②除

接受曲妥珠单抗（新）辅助治疗外，无 TKI 或抗 HER2 治疗；③无病间期≥ 12 个月。

2016 年 9 月—2017 年 9 月，将 243 例女性患者随机分组，帕妥珠单抗组 122 例，对照组 121 例，基线人口统计资料 / 疾病特征与既往治疗方法在两组间保持平衡。与 CLEOPATRA 研究相似，激素受体阳性患者占一半左右，分别为 56.6% 和 60.3%；内脏转移患者占大多数，分别为 72.1% 和 71.1%。既往接受过曲妥珠单抗（新）辅助治疗的患者比例较低，分别为 13.9% 和 8.3%（表 1-5）。

表 1-5 CLEOPATRA 研究和 PUFFIN 研究的基线特征对比（试验组）

特征	CLEOPATRA（n=402）	PUFFIN（n = 122）
中位年龄，岁（范围）	54（22 ～ 82）	51（26 ～ 74）
ECOG 体能状态为 1	125（31.1）	66（54.1）
筛查时患有内脏疾病	314（78.1）	88（72.1）
ER 阳性，PgR 阳性，或两者皆有	189（47）	69（56.6）
既往接受辅助或新辅助治疗	184（45.8）	76（62.3）
既往接受内分泌治疗	106（26.4）	30（24.6）
既往接受曲妥珠单抗治疗	47（11.7）	17（13.9）

在 PUFFIN 研究中，主要终点研究者评估 PFS 结果中，其 HR=0.69（0.49 ～ 0.99），与 CLEOPATRA 研究一致，同样可以使患者进展的风险降低 31%，证明了帕妥珠单抗 + 曲妥组单抗双靶治疗在中国 HER-2 阳性晚明乳腺癌患者的疗效和国际的研究结果一致。中位 PFS 分别为 14.5 个月和 12.4 个月，其中帕妥珠单抗 + 曲妥组单抗双靶治疗组中位 PFS 14.5 个月数值上低于 CLEOPATRA 研究中 18.5 个月，其原因主要为 PUFFIN 研

究是桥接研究，样本量相对较少。总生存期尚在随访中，安全性数据与CLEOPATRA 研究，未发现新的毒副反应。

七、 CLEOPATRA 研究临床实践相关的热点问题

问题 1：HR+/HER2+ 患者一线治疗的选择？

徐玲：在 CLEOPATRA 研究中，有接近一半的患者为 HR+/HER2+，这些患者在帕妥珠单抗 + 曲妥组单抗双靶治疗组中与曲妥组单抗单靶治疗对照组显示出与整体 ITT 人群相似的治疗获益，首选双靶治疗毋庸置疑。但在 CLEOPATRA 研究中，所有 HR+/HER2+ 患者均先进行双靶联合化疗，再进行双靶维持治疗，目前的热点问题是哪些患者可以在一线治疗中就豁免化疗，直接进行双靶联合内分泌治疗，但目前尚无相关的头对头的临床试验证据。在 PERTAIN 研究（图 1-6）这项 II 期研究中，患者随机 1：1 分配接受帕妥珠单抗 + 曲妥珠单抗联合 AI（阿那曲唑或来曲唑）或曲妥珠单抗联合 AI 治疗，允许患者先进行抗 HER2 靶向联合化疗的解救，再进行抗 HER2 靶向联合内分泌治疗，但需要在随机化疗前明确治疗。分层因素包括是否接受诱导化疗和距离内分泌辅助治疗的时长（< 12 个月 *vs.* ≥ 12 个月或既往未接受内分泌治疗）。结果显示帕妥珠单抗 + 曲妥珠单抗双靶组相比于曲妥珠单抗组显著延长 PFS（18.89 个月 *vs.* 15.8 个月，$P = 0.007$），各亚组分析显示，无论是否接受诱导化疗及距离内分泌辅助治疗的时长，联合帕妥珠单抗可以改善 PFS。两组患者的 ORR 对比显示，帕妥珠单抗 + 曲妥珠单抗组的 ORR 组数值上更高，但差异无统计学意义，63.3% *vs.* 55.7%，$P=0.2537$；目前 OS 数据尚未成熟，两组的 mOS 均未达到。

因此，对于 HR+/HER2+ 患者一线治疗是选择双靶联合化疗还是内分泌治疗是值得进一步研究的问题。

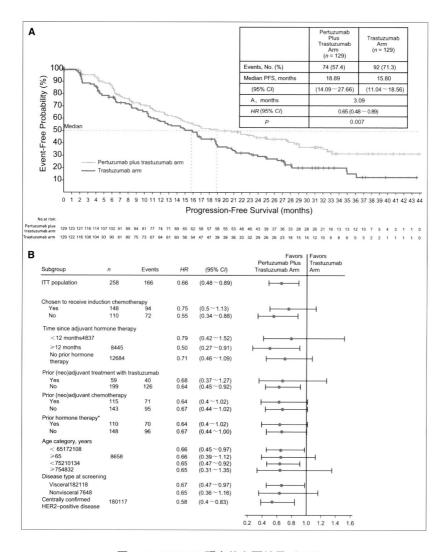

图 1-6　PERTAIN 研究的主要结果（PFS）

图片来源：RIMAWI M，FERRERO J M，DE LA H R J，et al. First-Line Trastuzumab plus an aromatase inhibitor，with or without pertuzumab，in human epidermal growth factor receptor 2-positive and hormone receptor-positive metastatic or locally advanced breast cancer（PERTAIN）：a randomized，open-label phase II trial.J Clin Oncol，2018，36（28）：2826-2835.

虽然目前没有头对头的临床研究，提示 HR+/HER2+ 乳腺癌首选双靶联合化疗解救治疗，是在进行双靶联合内分泌维持治疗更好，还是双靶联合内分泌直接治疗更好。但对于疾病进展相对缓慢，术后内分泌辅助治疗时间长，DFS 长的患者，没有内分泌治疗耐药，双靶联合内分泌治疗今后可能会作为一种治疗选择。

王墨培：在 CLEOPATRA 研究中，接近 80% 的患者存在内脏转移，对于这些内脏转移患者，即使是 HR+/HER2+，可能也会更倾向于选择化疗联合双靶向药物治疗。在真实世界研究中（RePer 研究），可以看到患者特征与 CLEOPATRA 研究有所不同，更多的患者为 HR+/HER2+（70.1% vs. 47.0%），内脏转移更少（61.7% vs. 78.1%），这项真实世界研究报道的中位 PFS 为 21 个月，数值上高于 CLEOPATRA 研究中的 18.5 个月。对于那些疾病进展相对缓慢、预后较好的患者，双靶联合内分泌治疗可能更适合。

问题 2：辅助曲妥珠单抗 ± 帕妥珠单抗治疗后复发转移，一线治疗的选择？

李俏：在临床实践中，我们对于辅助曲妥珠单抗 ± 帕妥珠单抗治疗后复发转移的患者要个体化治疗。停用辅助曲妥珠单抗，更长的间隔出现复发转移，可能从抗 HER2 的单克隆抗体的治疗中获益更多；如果辅助曲妥珠单抗治疗期间或者停药 ≤ 6 个月，就出现复发转移的患者，可能不适合继续进行抗 HER2 的单克隆抗体的治疗。

严颖：CLEOPATRA 研究和 PUFFIN 研究入组的患者均是未接受过曲妥珠单抗（新）辅助治疗，或既往接受过（新）辅助化疗 ± 曲妥珠单抗治疗，完成治疗后无病间期 ≥ 12 个月。因此在临床实践中，曲妥珠单抗 ± 帕妥珠单抗辅助治疗后＞1年后复发转移的患者，一线治疗的患者可以选择帕妥珠单抗＋曲妥珠单抗双靶向治疗；而对于6～12个月出现复发转移的患者，应遵循个体化治疗的选择；治疗过程中或＜6个月出现复发转移的患者可以选择吡咯替尼或 T-DM1 等二线治疗方案。

问题 3：曲妥珠单抗＋帕妥珠单抗治疗相关生物标志物的检测？

李俏：HER2 蛋白高表达，HER2 和 HER3 mRNA 高水平，sHER2 低水平的患者预后更好，而存在 HER2 下游通路如 PI3K/AKT/mTOR 通路突变的患者，即使进行了抗 HER2 靶向治疗，预后也很差。

关印：尽管 CLEOPATRA 研究前瞻性的进行了生物标志的分析，HER2 目前仍是唯一能预测帕妥珠单抗＋曲妥组单抗双靶治疗获益的标志物。HER2、HER3 和 PIK3CA 等有一定的预后价值，但不能预测双靶治疗的疗效获益。目前可能认为仅在 DNA 水平进行检测，很难满足临床要求。今后可以进行 RNA 水平检测、蛋白质组学、基因组学等更深入的研究，可能会发现对临床有帮助的生物标志物。但是目前的确尚未发现非常有临床意义的生物标志物，因此对治疗的选择主要还是依赖患者的临床特征及既往药物治疗情况。

问题 4：HER2+ 晚期乳腺癌脑转移的治疗选择？

徐玲：CLEOPATRA 研究中没有纳入脑转移的患者，所以我们无法评价帕妥珠单抗＋曲妥珠单抗双靶向治疗对脑转移的效果。根据既往的相关研究，已经存在脑转移的患者，可能抗 HER2 单克隆抗体曲妥珠单抗联合小分子 TKI 的效果会更好。还有一种情况，患者虽然首次复发转移部位包括脑转移，但是经过局部治疗后脑转移病灶稳定，目前又有颅外转移，这样的患者是可以选择帕妥珠单抗＋曲妥珠单抗双靶向治疗的。

王墨培：CLEOPATRA 研究没有对所有入组患者进行基线的颅脑影像学检查，只是对有症状、可疑脑转移的患者要求进行影像学检查，因此该研究中可能纳入了部分没有症状的脑转移患者。既往有研究认为单克隆抗体分子量大，不能有效预防脑转移的发生，但可以通过控制颅外的转移性病变，降低体内残留肿瘤负荷，降低脑转移的发生率。所以目前认为对没有明确诊断并且没有症状的脑转移患者可以进行帕妥珠单抗＋曲妥珠单抗双靶向治疗。但是，对于影像学已经诊断脑转移或存在脑转移相关症状的患者，TKI 类的药物可能更适合。

关印：研究证明，当发生脑转移后，抗体类药物也能通过血脑屏障，如贝伐珠单抗可以用于治疗脑转移引起的脑水肿。因此，曲妥珠单抗和帕妥珠单抗可能对潜在的无症状的脑转移起到部分治疗作用。对于有症状的脑转移或明确影像学诊断的脑转移，以局部治疗为主，全身治疗可以倾向于 TKI 治疗。

八、CLEOPATRA 临床研究点评与总结

邸立军：CLEOPATRA 临床研究是一项 Ⅲ 期试验，证实了帕妥珠单抗＋曲妥珠单抗双靶向治疗联合紫杉类药物化疗 HER2 阳性晚期乳腺癌一线治疗的疗效更佳，且耐受性好。今年公布了经 8 年长期随访后的最终分析结果，发现长期治疗有效人群（治疗时间＞35 个月仍未出现疾病进展）倾向于非内脏转移，HER2 检测免疫组化示 3+，从诊断乳腺癌到出现复发转移时间长的患者，而与年龄、雌激素受体表达等无关。

该研究开始时间较早，也有一些局限性，如纳入的患者存在（新）

辅助治疗阶段治疗不充分的情况，如蒽环、紫杉类药物比例低，曾接受过曲妥珠单抗（新）辅助治疗的比例低（10% 左右），目前的临床实践中，大部分 HER2 阳性乳腺癌既往曾接受过曲妥珠单抗（新）辅助治疗，并且越来越多的患者接受过帕妥珠单抗 + 曲妥珠单抗的（新）辅助治疗。这些患者如果出现复发转移，最佳的一线治疗如何选择，尚无标准答案。CLEOPATRA 研究中对于 HR+/HER2+ 的患者，停用多西他赛后仅进行帕妥珠单抗 + 曲妥珠单抗的双靶向维持治疗，而在我们临床实践中，一般会采用双靶药物联合内分泌治疗作为维持治疗。

总之，CLEOPATRA 研究还是奠定了帕妥珠单抗 + 曲妥珠单抗 + 紫杉类药物是最佳一线治疗 HER2 阳性晚期乳腺癌方案的地位，也获得了目前 HER2 阳性晚期乳腺癌一线治疗随机对照临床研究中最佳的 OS 数据（57.1 个月）。

杨俊兰：帕妥珠单抗 + 曲妥珠单抗 + 紫杉类药物已经成为 HER2 阳性晚期乳腺癌一线标准的治疗方案。但仍有几个问题值得我们讨论和思考：

（1）HR+/HER2+ 患者：在曲妥珠单抗单靶治疗时代，与化疗相比，曲妥珠单抗联合化疗既有 PFS 获益也有 OS 获益；而与内分泌治疗相比，曲妥珠单抗联合内分泌治疗只有 PFS 获益，未观察到 OS 获益。在帕妥珠单抗 + 曲妥珠单抗双靶治疗时代，目前尚无有力的证据证实双靶联合内分泌一线治疗的有效性，CLEOPATRA 研究中先进行帕妥珠单抗 + 曲妥珠单抗联合多西他赛解救治疗，再进行双靶药物维持治疗，因此，对于大部分 HR+/HER2+ 乳腺癌的一线治疗优选双靶联合化疗，但是化疗结束后，可以进行双靶联合内分泌的维持治疗。

今后，HR+/HER2+ 的治疗模式可能会出现改变。近年，在 HR+/HER2– 一线治疗领域 CDK4/6 抑制剂已经显示出卓越的治疗效果，并且部分研究已经提示抗 HER2 靶向治疗与 CDK4/6 抑制剂联合能够获得更好的疗效，因此，帕妥珠单抗 + 曲妥珠单抗联合 CDK4/6 抑制剂 + 内分泌治疗未来可能会成为更好的一线治疗选择，但尚需临床研究证实。

（2）脑转移：乳腺癌脑转移主要还是以局部治疗为主，全身治疗的选择需要多方面思考，如果脑是唯一的转移部位，更倾向于选择 TKI 药物。如果患者既有脑转移，又有颅外转移，需要考虑更多的因素。如果脑转移已经控制，也可以选择帕妥珠单抗 + 曲妥珠单抗的单克隆抗体治疗。近期 HER2 cLIMB 研究提示"TKI+ 单克隆抗体 + 化疗（图卡替尼 + 曲妥珠单抗 + 卡培他滨）"能有效治疗 HER2 阳性乳腺癌脑转移，因此，对于存在脑转移的患者"TKI+ 单克隆抗体 + 化疗"也是一种可以选择的治疗方式。

（3）维持治疗：对于 HR+/HER2+ 患者，一线治疗选择双靶联合化疗，化疗结束后，可以进行双靶联合内分泌的维持治疗。而对于 HR–/HER2+ 患者，在曲妥珠单抗单靶治疗时代，我们可以选择单靶 + 双化疗（如曲妥珠单抗联合多西他赛 + 卡培他滨），后行单靶 + 单化疗（如曲妥珠单抗 + 卡培他滨）的维持治疗。在帕妥珠单抗 + 曲妥珠单抗的双靶治疗时代，是否在维持治疗阶段完全摒弃化疗药物的应用，值得我们思考。也希望有相关的临床研究或真实世界研究能够回答我们的疑惑。

参考文献

1. JOSÉ B，CORTÉS J，SUNG-BAE K，et al. Pertuzumab plus trastuzumab plus docetaxel for metastatic breast cancer. N Engl J Med，2012，366：109-119.

2. SANDRA M S, SUNG-BAE K, CORTÉS J, et al. Pertuzumab, trastuzumab, and docetaxel for HER2-positive metastatic breast cancer (CLEOPATRA study): overall survival results from a randomised, double-blind, placebo-controlled, phase 3 study. Lancet Oncol, 2013, 14: 461–471.

3. SANDRA M S, JOSÉ B, SUNG-BAE K, et al. Pertuzumab, trastuzumab, and docetaxel in HER2-positive metastatic breast cancer. N Engl J Med, 2015, 372: 724-734.

4. SANDRA M S, DAVID M, SUNG-BAE K, et al. Pertuzumab, trastuzumab, and docetaxel for HER2-positive metastatic breast cancer (CLEOPATRA): end-of-study results from a double-blind, randomised, placebo-controlled, phase 3 study. Lancet Oncol, 2020, 21 (4): 519-530.

5. MILES D, IM Y H, FUNG A, et al. Effect of docetaxel duration on clinical outcomes: exploratory analysis of CLEOPATRA, a phase III randomized controlled trial. Annals of Oncology, 2017, 28: 2761–2767.

6. EVA MARIA C G, ADAM B, IM Y H, et al. Efficacy and safety of first-line (1L) pertuzumab (P), trastuzumab (T), and docetaxel (D) in HER2-positive MBC (CLEOPATRA) in patients previously exposed to trastuzumab. J Clin Oncol, 2013, (15 suppl): 600.

7. SWAIN S M, BASELGA J, MILES D, et al. Incidence of central nervous system metastases in patients with HER2-positive metastatic breast cancer treated with pertuzumab, trastuzumab, and docetaxel: results from the randomized phase III study CLEOPATRA. Ann Oncol, 2014, 25 (6): 1116-1121.

8. JOSÉ B, CORTÉS J, IM S A, et al. Biomarker analyses in CLEOPATRA: a phase III, placebo-controlled study of pertuzumab in human epidermal growth factor receptor 2-positive, first-line metastatic breast cancer. J Clin Oncol, 2014, 32 (33): 3753-3761.

9. XU B，LI W，ZHANG Q，et al. Pertuzumab，trastuzumab，and docetaxel for Chinese patients with previously untreated HER2-positive locally recurrent or metastatic breast cancer（PUFFIN）：a phase Ⅲ，randomized，double-blind，placebo-controlled study. Breast Cancer Res Treat，2020，182（3）：689-697.

10. RIMAWI M，FERRERO J M，DE LA HR J，et al. First-Line Trastuzumab plus an aromatase inhibitor，with or without pertuzumab，in human epidermal growth factor receptor 2-positive and hormone receptor-positive metastatic or locally advanced breast cancer（PERTAIN）：a randomized，open-label phase II trial. J Clin Oncol，2018，36（28）：2826-2835.

11. GAMUCCI T，PIZZUTI L，NATOLI C，et al. A multicenter REtrospective observational study of first-line treatment with PERtuzumab，trastuzumab and taxanes for advanced HER2 positive breast cancer patients. RePer Study. Cancer Biol Ther，2019，20（2）：192-200.

讲者：严颖（北京大学肿瘤医院）

主持与讨论：邸立军（北京大学肿瘤医院）

杨俊兰（中国人民解放军总医院）

徐玲（北京大学第一医院）

王墨培（北京大学第三医院）

李俏（中国医学科学院肿瘤医院）

关印（首都医科大学附属北京朝阳医院）

北京乳腺病防治学会

云间读书系列课程

KATHERINE临床研究解析
—— HER2阳性早期乳腺癌新辅助治疗后
术后未达病理完全缓解患者的抗HER2辅
助治疗策略选择

日期 2020/8/25 (周二)　　时间 18:00～19:20

大会主席

杨俊兰
中国人民解放军总医院

大会讲者

徐 玲
北京大学第一医院

扫一扫看视频

特邀嘉宾

邸立军
北京大学肿瘤医院

张永强
北京医院

讨论嘉宾

严 颖
北京大学肿瘤医院

兰 波
中国医学科学院肿瘤医院

会议议程

时 间	内 容	讲 者
18:00～18:10	主席致辞	杨俊兰
18:10～18:40	KATHERINE 临床研究解析	徐 玲
18:40～19:10	讨论: HER2 阳性早期乳腺癌新辅助治疗后的治疗策略 1.新辅助双靶治疗后未达pCR患者的下一步治疗? 2.新辅助双靶治疗后达pCR患者的下一步治疗是 单靶还是双靶? 3.所有HER2阳性的乳腺癌新辅助化疗均需要用 双靶吗?	讨论嘉宾 严 颖 特邀嘉宾 邸立军 张永强
19:10～19:20	点评与总结	特邀嘉宾 杨俊兰

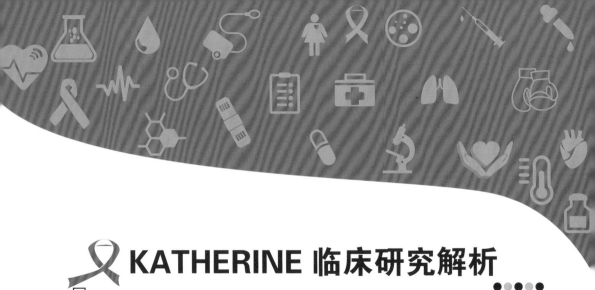

KATHERINE 临床研究解析

——HER2 阳性早期乳腺癌新辅助治疗后术后未达病理完全缓解患者的抗 HER2 辅助治疗策略选择

　　恩美曲妥珠单抗对比曲妥珠单抗辅助治疗 HER2 阳性乳腺癌术前治疗后乳腺或腋窝淋巴结残留肿瘤的研究 [A Study of Trastuzumab Emtansine Versus Trastuzumab as Adjuvant Therapy in Patients With HER2-Positive Breast Cancer Who Have Residual Tumor in the Breast or Axillary Lymph Nodes Following Preoperative Therapy，KATHERINE 研究（NCT01772472）] 是针对 HER2 阳性早期乳腺癌新辅助治疗后术后病理学评价未达到病理完全缓解（non-pathologic complete response，non-pCR）的患者的治疗策略选择所设计的一项大型随机对照 Ⅲ 期临床研究。该研究结果在 2018 年圣安东尼奥大会上首次报道，并发表于《新英格兰杂志》中，HER2 阳性乳腺癌新辅助治疗后 non-pCR 的患者，术后使用恩美曲妥珠单抗（T-DM1，赫赛莱®）治疗较曲妥珠单抗降低了 50%，无浸润性疾病复发风险（invasive disease-free survival，IDFS）而且在所有的亚组人群中均观察到了 T-DM1 的优异表现，会后即有专家评价此研究会改变肿瘤医生的临床实践，而美国食品药品监督管理局也于 2019 年 2 月据此研究批准了 T-DM1 用于紫杉烷 + 曲妥珠单抗新辅助治疗后存在残存病灶的 HER2 阳性早期乳腺癌患者的辅助治疗。

一、 KATHERINE 研究背景和历程

HER2 阳性早期乳腺癌经联合抗 HER2 治疗的新辅助化疗后手术发现有残余病灶（non-pCR）的患者，其疾病复发转移风险和死亡风险均高于病理完全缓解（pCR）的患者。当前手术后标准治疗并没有根据术后的病理表现进行治疗方案的调整，仍然是完成 1 年的曲妥珠单抗全身治疗及其他术后标准辅助治疗。

T-DM1 是一种新型抗体 - 药物偶联物（antibody-drug conjugate，ADC），由曲妥珠单抗和耦连的一种微管蛋白聚合的抑制剂组成，且不影响曲妥珠单抗与 HER2 的亲和力。在前期的多项研究中，T-DM1 在应用含曲妥珠单抗抗 HER2 治疗和化疗的联合方案后进展的转移性 HER2 阳性乳腺癌患者中已显示出明显疗效，美国食品药品监督管理局已批准其用于曾接受过曲妥珠单抗和紫杉烷类治疗的 HER2 阳性晚期乳腺癌。因此提出假设，在接受曲妥珠单抗为基础新辅助治疗化疗后，乳腺或腋窝仍有残余病灶的患者应用 T-DM1 也会带来获益。之前的 Ⅱ 期研究已经证实在 HER2 阳性早期乳腺癌患者应用蒽环类方案后 17 个周期的 T-DM1 未发生不可接受的毒副反应。KATHERINE 研究设计旨在评估 T-DM1 与曲妥珠单抗作为辅助治疗在接受曲妥珠单抗为基础的新辅助化疗后乳腺或腋窝淋巴结中仍残留肿瘤的 HER2 阳性乳腺癌患者中的疗效和安全性。

KATHERINE 研究是第一个针对新辅助治疗后仍有残存病灶的 HER2 阳性乳腺癌进行术后辅助优化治疗的研究。2018 年 12 月，美国梅西癌症中心的 Charles Geyer 教授在圣安东尼奥乳腺癌大会（San Antonio Breast Cancer Symposium，SABCS）上报告了万众瞩目的 KATHERINE 研究主要研究结果，新辅助治疗后残存病灶 HER2 阳性乳腺癌患者术后辅助治疗使用 T-DM1 较曲妥珠单抗改善了无病生存时间（disease-free survival，DFS）。2019 年在欧洲肿瘤内科学会（European Society for Medical Oncology，EMSO）大会，针对 T-DM1 的不良反应即周围神经性病变和血小板减少，以及出现中枢神经系统复发的现象做了后续报道。2020 年 5 月在 EMSO 大会上进行了 KATHERINE 研究的亚组分析，并就放疗对不良反应和疗效的影响，以及激素受体状态和手术标本中 HER2 检测的情况做了介绍。2020 年 6 月美国临床肿瘤学会（American Society of Clinical Oncology，ASCO）大会上，对 KATHERINE 研究的生物标志物相关研究结果进行了汇报，其中包括 PI3K 通路的突变，HER2 及基于免疫特征的基因表达。同时，另一篇由患者汇报的关于生活质量量表的结局情况也已发表。

KATHERINE 研究历程如下（图 2-1）。

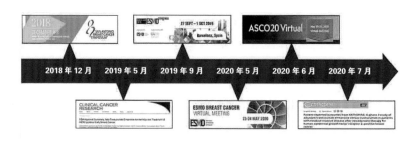

图 2-1　KATHERINE 研究历程

二、KATHERINE 研究设计

　　KATHERINE 临床研究得到了美国乳腺与肠道外科辅助治疗研究组（National Surgical Adjuvant Breast and Bowel Project，NSABP）和罗氏公司的支持，是一项多中心开放标签的随机对照Ⅲ期临床研究（图 2-2），计划纳入经新辅助治疗手术后评价未达到 pCR 的 HER2 阳性早期乳腺癌患者，1∶1 随机分为实验组 T-DM1 组（T-DM1：3.6 mg/kg，q3w，共 14 个周期）和对照组曲妥珠单抗组（曲妥珠单抗 6 mg/kg，首次剂量 8 mg/kg，q3w，共 14 个周期），治疗直至出现疾病进展或不可耐受的毒副反应，由于毒性作用而提前终止 T-DM1 治疗的患者可根据研究者的判断完成 14 个试验治疗周期的曲妥珠单抗治疗。主要研究终点为 IDFS；次要研究终点包括：IDFS（包括二次原发性乳腺癌）、DFS、无远隔部位复发间期（distant recurrence-free interval，DRFI）、OS 和安全性。

1. KATHERINE 研究设计

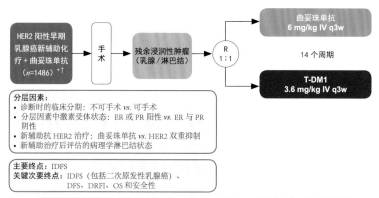

* 至少 6 个周期新辅助全身治疗，共持续至少 16 周，包括至少 9 周抗 HER2 治疗和至少 9 周含紫杉类化疗（或如接受密集剂量化疗方案，则至少 8 周含紫杉类治疗和至少 8 周抗 HER2 治疗）
† 新辅助治疗阶段也允许含曲珠单抗的 HER2 双重抑制治疗。

图 2-2　KATHERINE 研究设计

2. KATHERINE 研究的主要入组标准

①≥ 18 岁。②组织学证实的浸润性 HER2 阳性乳腺癌。③临床分期为 T1 ~ 4 / N0 ~ 3 / M0（但不包括分期为 T1a / bN0 肿瘤的患者）。④需完成最少 6 个周期（16 周，密集方案时间可相应缩短）的传统化疗方案，其中：紫杉类最少用 9 周；允许使用蒽环类和烷化剂；所有化疗于手术前完成；曲妥珠单抗最少用 9 周；允许联合其他抗 HER2 治疗；所有化疗于手术前完成。⑤术后标本经病理学证实乳房或腋窝淋巴结中残留浸润癌。

3. KATHERINE 研究的主要排除标准

①手术未切干净；②新辅助治疗期间疾病进展；③心肺功能不全（包括 NYHA Ⅱ级以上，或在之前治疗中发生过 LVEF 下降至 40% 以下）。

4. KATHERINE 研究的给药方案

① T-DM1：6 mg/kg，IV q3w，若由于不可抗拒因素未能按时间给药，则应在预定日期后的 5 个工作日内进行给药。总剂量将根据患者在每个周期的第 1 天（或之前 3 天）的体重计算，没有上限。与基线检查相比，体重变化 < 10% 则无须重新计算剂量。T-DM1 最低可调整至 2.4 mg/kg，两次给药间隔不超过 42 天；②曲妥珠单抗：负荷剂量 8 mg/kg，维持剂量 6 mg/kg，q3w，若由于不可抗拒因素未能按时间给药，则应在预定日期后的 5 个工作日内进行给药。

三、 KATHERINE 研究的统计学设计

KATHERINE 研究主要研究终点为事件驱动的研究终点，需要达到 384 个侵袭性事件后进行生存情况分析。在假设曲妥珠单抗治疗组和

T-DM1 治疗组的 3 年 IDFS 率分别在 70% 和 76.5% 的基础上，当发生 67% 的侵袭性事件时进行第一次中期分析。主要分析针对意向治疗分析（Intention-To-Treat，ITT）人群，如果中期分析时 IDFS 率超过了预设边界，则进行第一次 OS 分析。后续仍需要进行 3 次 OS 分析，分别在终点事件达到 279 例、367 例和 384 例时。

四、KATHERINE 研究研究结果

1. 入组患者基线特征

KATHERINE 研究自 2013 年 4 月至 2015 年 12 月共纳入了 1486 例患者，按 1：1 的比例被随机分配到曲妥珠单抗治疗组（对照组）和 T-DM1 治疗组（试验组）。

两组人群年龄、种族分布、临床分期、激素受体情况，既往治疗情况均相似。对照组与试验组的中位年龄均为 49 岁，不可手术患者占比分别为 25.6% 和 24.9%，激素受体阳性患者分别为 72.7% 和 71.9%，既往接受过蒽环类药物治疗的患者分别为 75.9% 和 77.9%，既往接受过曲妥珠单抗新辅助治疗的患者分别为 80.2% 和 80.8%，既往接受过曲妥珠单抗联合帕妥珠单抗新辅助治疗的患者分别为 18.7% 和 17.9%，既往接受过曲妥珠单抗联合其他抗 HER2 新辅助治疗的患者分别为 1.1% 和 1.3%。其中需要注意的是，新辅助治疗后手术标本中残余很小肿瘤的患者即 ypT1a-b 或 ypT1mic 且 ypN0 的患者占比分别为 21.7% 和 22.9%（表 2-1）。

表 2-1　KATHERINE 研究入组患者基线特征

ITT 人群	曲妥珠单抗组 （*n*=743）	T-DM1 组 （*n*=743）
中位年龄（岁）	49（23～80）	49（24～79）
年龄段（岁），*n*（%）		
＜40 岁	153（20.6）	143（19.2）
40～64 岁	522（70.3）	542（72.9）
65～74 岁	61（8.2）	56（7.5）
≥75 岁	7（0.9）	2（0.3）
种族，*n*（%）		
白种人	531（71.5）	551（74.2）
亚洲人	64（8.6）	65（8.7）
黑人或非裔美国人	19（2.6）	21（2.8）
美洲印第安人或阿拉斯加原住民	50（6.7）	36（4.8）
其他	79（10.6）	70（9.4）
地域，*n*（%）		
北美	164（22.1）	170（22.9）
西欧	403（54.2）	403（54.2）
其他	176（23.7）	170（22.9）
治疗前肿瘤分期，*n*（%）		
ypT0，ypT1a，ypT1b，ypT1mic，	306（41.2）	331（44.5）
ypTis	184（24.8）	175（23.6）
ypT1/ypT1c	185（24.9）	174（23.4）
ypT2	57（7.7）	51（6.9）
ypT3	9（1.2）	7（0.9）
ypT4，ypT4a，ypT4b，ypT4c	1（0.1）	5（0.7）
ypT4d	1（0.1）	0
ypTX		
区域淋巴结分期，*n*（%）		
ypN0	335（45.1）	344（46.3）
pyN1	213（28.7）	220（29.6）
ypN2	103（13.9）	86（11.6）
ypN3	30（4.0）	37（5.0）
ypNX	62（8.3）	56（7.5）
ypT1a-b 或 ypT1mic 且 ypN0	161（21.7）	170（22.9）
临床分期，*n*（%）		
可手术（T1-3N0-1M0）	553（74.4）	558（75.1）
不可手术（T4NxM0 或 TxN2-3M0）	190（25.6）	185（24.9）

（续表）

ITT 人群	曲妥珠单抗组 （*n*=743）	T-DM1 组 （*n*=743）
激素受体状态，*n*（%）		
ER 阴性且 PgR 阴性 / 未知	203（27.3）	209（28.1）
ER 和 / 或 PgR 阳性	540（72.7）	534（71.9）
既往蒽环类药物治疗史，*n*（%）	564（75.9）	579（77.9）
新辅助抗 HER2 治疗情况，*n*（%）		
曲妥珠单抗	596（80.2）	600（80.0）
曲妥珠单抗联合帕妥珠单抗	139（18.7）	133（17.9）
曲妥珠单抗联合其他抗 HER2 治疗	8（1.1）	10（1.3）

2. 主要终点 IDFS

从 2013 年 4 月到 2015 年 12 月，在 28 个国家、地区的 273 个试验地点，共随机分配了 1486 例患者接受 T-DM1 或曲妥珠单抗（每组 743 例患者）。在进行第一次生存情况分析时 T-DM1 组及曲妥珠单抗组意向治疗人群的中位随访时间分别为 41.4 个月（0.1 ～ 62.7 个月）和 40.9 个月（0.1 ～ 62.6 个月）。

T-DM1 组及曲妥珠单抗组中分别有 91 例患者（12.2%）和 165 例患者（22.2%）发生了侵袭性疾病。两组的 3 年无侵袭性疾病生存率为 88.3% 和 77%（*HR*=0.5，95% *CI* 0.39 ～ 0.64，*P* < 0.001， 图 2-3），两组的 3 年无病生存率分别为 87.4% 和 76.9%（*HR*=0.53，95% *CI* 0.41 ～ 0.68）。

3. DRFI

远隔部位复发间期定义为从随机分组到发生远隔部位复发的时间，T-DM1 组及曲妥珠单抗组中分别有 78 例患者（10.5%）和 121 例接患者（16.3%）发生了疾病远隔部位复发。两组的 3 年无远隔部位复发生存率

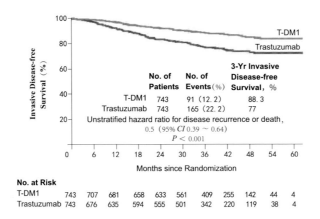

图 2-3　T-DM1 组及曲妥珠单抗组 3 年无侵袭性疾病生存率

图片来源：VON MINCKWITZ G，HUANG C S，MANO M S，et al. Trastuzumab emtansine for residual invasive HER2-positive breast cancer. N Engl J Med，2019，380（7）：617-628.

为 83% 和 89.7%（*HR*=0.6，95% *CI* 0.45 ～ 0.79，图 2-4）。

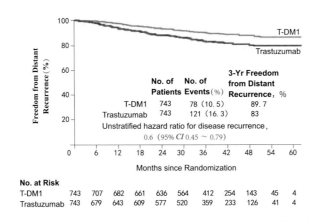

图 2-4　T-DM1 组及曲妥珠单抗组 3 年无远隔部位复发生存率

图片来源：VON MINCKWITZ G，HUANG C S，MANO M S，et al. Trastuzumab emtansine for residual invasive HER2-positive breast cancer. N Engl J Med，2019，380（7）：617-628.

4. OS

截至 2015 年 12 月，总共报道了 98 例死亡事件，总生存分析未超出早期报告的界限，T-DM1 组及曲妥珠单抗组中分别有 42 例患者（5.7%）和 56 例患者（7.5%）死亡（HR=0.7，95% CI 0.47 ～ 1.05，P=0.08，图 2-5）。

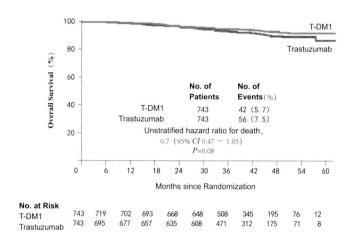

图 2-5　T-DM1 组及曲妥珠单抗组总生存率

图片来源：VON MINCKWITZ G，HUANG C S，MANO M S，et al. Trastuzumab emtansine for residual invasive HER2-positive breast cancer. N Engl J Med，2019，380（7）：617-628.

5. 安全性

安全性分析总共包括 1460 例患者（T-DM1 组为 740 例，曲妥珠单抗组为 720 例）。接受 T-DM1 的患者和接受曲妥珠单抗的患者的 81.4% 均完成了分配疗法的所有 14 个周期。在 T-DM1 组中，有 77 例患者（10.4%）降低了一个剂量水平，而 29 例（3.9%）患者又降低了一个剂量水平。在 133 例早期终止 T-DM1 的患者中，有 71 例改用了曲妥珠单抗，其中 63 例完成了总共 14 个周期的 HER2 靶向治疗（表 2-2）。

表 2-2　安全性分析人群副反应情况汇总

事件	曲妥珠单抗组 ($n=720$)	T-DM1 组 ($n=740$)
任何不良反应，n（%）	672（93.3）	731（98.8）
≥3 级不良反应，n（%）	111（15.4）	190（25.7）
不良反应导致死亡，n（%）	0	1（0.1）
严重不良事件，n（%）	58（8.1）	94（12.7）
因不良事件导致终止试验方案，n（%）	15（2.1）	133（18）
任何组中有≥1% 的患者发生的 ≥3 级不良事件，n（%）		
血小板计数下降	2（0.3）	42（5.7）
高血压	9（1.2）	15（2）
辐射相关的皮肤损伤	7（1）	10（1.4）
周围感觉神经疾病	0	10（1.4）
嗜中性粒细胞减少	5（0.7）	9（1.2）
低钾血症	1（0.1）	9（1.2）
疲劳	1（0.1）	8（1.1）
贫血	1（0.1）	8（1.1）

五、KATHERINE 研究中的亚组分析

尽管亚组分析不能替代总人群分析结果，但是具有提示意义，因为临床医师需要权衡患者的获益情况做出临床决策。

在亚组分析中（图 2-6），总体来看，T-DM1 治疗组都是获益的。有些情况下，观察到获益趋势不是很明显，如年龄大于 65 岁组，可能是因为患者数量过少，另外也不清楚这部分高龄患者应用 T-DM1 的不良反应情况及停药情况是否会对疗效造成影响。对于 HER2 的 IHC 表达为 0～++，而 FISH 阳性入组的患者这个亚组，可以看到两个治疗组的 HR

值置信区间均跨越了 1，是由于患者数量少还是其他原因值得考虑。另外，对于临床医师决策非常重要的一个亚组，就是在残余肿瘤负荷非常小的情况下，是否更换为 T-DM1 这样的强化治疗呢？文章中显示新辅助化疗后手术后病理显示残留肿瘤小于 1 cm 的患者组，其两个治疗组的 *HR* 值可信区间上边界为 1，但作者没有将残余肿瘤大小与术后淋巴结情况进行统一的分组说明。结合在 SABCS 大会报道中给出的结果（图 2-7）可以看到，对于残留肿瘤小于 1 cm、淋巴结阴性的患者亚组 *HR* 值可信区间为 0.33 ～ 1.12。这部分"残余小肿瘤负荷"的患者术后的治疗选择该如何决策呢？

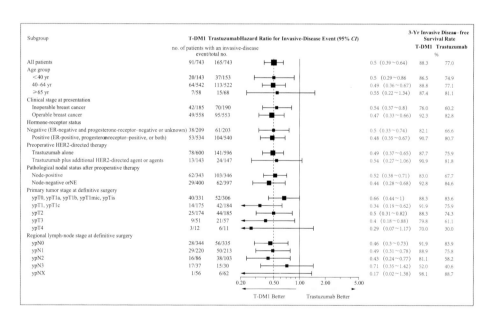

图 2-6　3 年无侵袭疾病生存（IDFS）的亚组分析

图片来源：VON MINCKWITZ G，HUANG C S，MANO M S，et al. Trastuzumab emtansine for residual invasive HER2-positive breast cancer. N Engl J Med，2019，380（7）：617-628.

Group	Total N	Trastuzumab (n=743) 3-Year IDFS	T-DM1 (n=743) 3-Year IDFS	HR	95% CI	T-DM1 Better / Trastuzumab Better
All	1486	77	88.3	0.5	(0.39～0.64)	
Primary tumor stage (at definitive surgery)						
ypTo, ypT1a, ypT1b, ypT1mic, ypT1s,	637	83.6	88.3	0.66	(0.44～1.00)	
ypT1, ypT1c	359	75.9	91.9	0.34	(0.19～0.62)	
ypT2	359	74.3	88.3	0.5	(0.31～0.82)	
ypT3	108	61.1	79.8	0.4	(0.18～0.88)	
ypT4	23	30	70	0.29	(0.07～1.17)	
Regional lymph node stage (at definitive surgery)						
ypN0	379	83.9	91.9	0.46	(0.30～0.73)	
ypN1	433	75.8	88.9	0.49	(0.31～0.78)	
ypN2	189	58.2	81.1	0.43	(0.24～0.77)	
ypN3	67	40.6	52	0.71	(0.35～1.42)	
ypNX	118	88.7	98.1	0.17	(0.02～1.38)	
Residual disease ≤1 cm with negative axillary lymph nodes						
ypT1a, ypT1b or ypT1mic and ypN0	331	85.3	90	0.6	(0.33～1.12)	
Contral HER2 status by IHC*						
0/1†	25	83.9	100	<0.01	(0.00～NE)	
2†	326	80.9	84.7	0.83	(0.50～1.38)	
3†	1132	75.7	89	0.43	(0.32～0.58)	

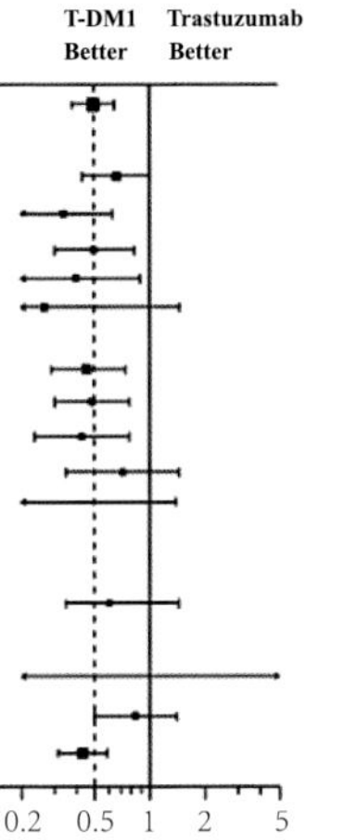

"Includes all ypT4 and 1 patient with ypTX; Three patients had "unknown" HER2 IHC status.

0.2 0.5 1 2 5

CE Geyer, et al. SABCS 2018

图 2-7　SABCS 大会报道中的 3 年无侵袭疾病生存（IDFS）的亚组分析

图片来源：GEYER JR C E, HUANG C S, MANO M S, et al. Phase Ⅲ study of trastuzumab emtansine（T-DM1）vs trastuzumab as adjuvant therapy in patients with HER2-positive early breast cancer with residual invasive disease after neoadjuvant chemotherapy and HER2-targeted therapy including trastuzumab：Primary results from KATHERINE. Presented at the San Antonio Breast Cancer Symposium，2018.

在 2019 年 EMSO 大会上给出了 HR 状态对研究结果的影响的亚组分析（图 2-8）。HR 状态是预先设定的分层因素，因此两组人群的基线水平基本平衡。在 3 年的生存分析中我们可以看到，无论肿瘤的 HR 状态，T-DM1 组的患者均有更优的获益。且两组患者内部比较可以看出，T-DM1 组 HR 阳性的患者生存更好，但是值得注意的是，HR 阳性的患者 98% 都接受了相应的内分泌治疗。

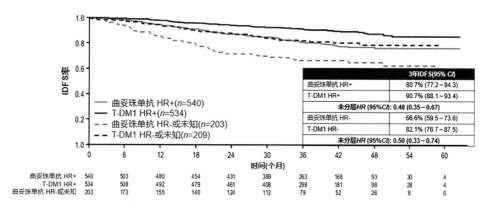

图 2-8　KATHERINE 研究亚组分析：不同 HR 状态下 T-DM1 治疗组和曲妥珠单抗治疗组 3 年
IDFS 分析

图片来源：LOIBL S，HUANG C S，MANO M S，et al. Adjuvant trastuzumab emtansine
（T-DM1）vs trastuzumab（T）in patients（pts）with residual invasive disease after neoadjuvant
therapy for HER2+ breast cancer：Subgroup analysis from KATHERINE.Annals of Oncology，
2020，31（Suppl 2）：S48.

　　KATHERINE 研究中针对入组患者 HER2 状态的判定没有局限于治疗
前标本的检测，在 1648 例入组患者中，1195 例（89.4%）患者根据新辅
助治疗前标本进行了检测，298 例（19.4%）患者根据手术标本进行了检测。
在 1195 例患者中对 845 例患者的术后标本进行了额外的检测以探讨新辅
助治疗前后 HER2 状态的改变，其中 775 例（91.7%）依旧为 HER2 阳性
表达，而 70 例（8.3%）转为 HER2 阴性表达。

　　由于此分析不是预设亚组分析，因此这 70 例 HER2 表达转阴的患者
没有被随机分配到两个治疗组中，28 例患者被分配到 T-DM1 组，截至中
期分析时无 IDFS 事件发生，42 例患者被分配到曲妥珠单抗组，截至中期
分析时有 11 个事件发生，但由于人数太少尚不能因此得出"新辅助化疗
后 HER2 表达转阴的患者 T-DM1 疗效更优"这样的明确结论，还需要临
床数据进一步的验证。

六、 KATHERINE 研究中生物标志物的探索性分析

2020 年 ASCO 大会上报道了 KATHERINE 研究的生物标志物分析，以探索 T-DM1 的获益程度与肿瘤生物标志物之间的潜在关系。该分析规定生物标志物数据来源于手术标本，若不可用则采用术前标本进行检测，最终 80% 患者的分析结果来源于术后标本，20% 的患者的数据来源于新辅助治疗前标本的检测（图 2-9）。

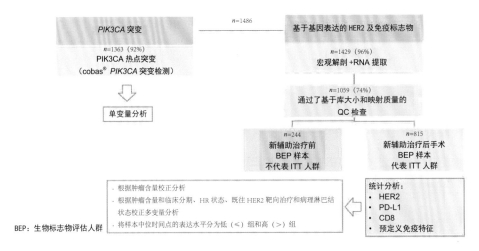

图 2-9 KATHERINE 研究中生物标志物研究方法

图片来源：CARSTEN D，CHIARA L，PETER A，et al. Biomarker data from KATHERINE：A phase Ⅲ study of adjuvant trastuzumabemtansine（T-DM1）versus trastuzumab（H）in patients with residual invasive disease after neoadjuvant therapy for HER2-positive breast cancer. ASCO Virtual Abstract，2020，5：29-31.

该分析结果显示，手术后标本纳入生物标志物评估的人群和 ITT 人群的基线特征分布一致，且 T-DM1 的获益程度也相一致（图 2-10）。与新辅助治疗前相比，手术标本的 HER2 RNA 表达降低，而 PD-L1 和其他免疫特征基因表达无一致性差异。在 T-DM1 治疗组中不同生物标志物亚

组 IDFS 获益一致。

在探讨生物标志物表达强度与预后的相关性时发现，在曲妥珠单抗治疗组 *HER2* 基因高表达及 *PD-L1* 基因低表达的与预后较差相关，而 T-DM1 组中没有观察到同样的趋势。曲妥珠单抗组和 T-DM1 组都没有观察到 *Teff* 基因特征的影响（图 2-11）。

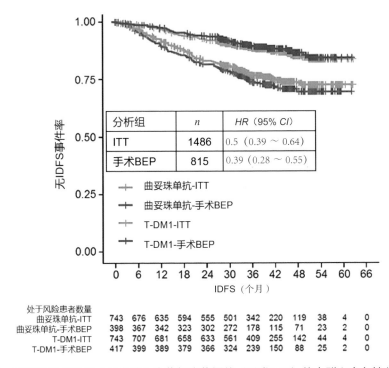

图 2-10　新辅助治疗后手术标本纳入生物标志物评估（手术 BEP）的人群和意向性分析（ITT）人群的 T-DM1 获益一致

图片来源：CARSTEN D，CHIARA L，PETER A，et al. Biomarker data from KATHERINE：A phase Ⅲ study of adjuvant trastuzumabemtansine（T-DM1）versus trastuzumab（H）in patients with residual invasive disease after neoadjuvant therapy for HER2-positive breast cancer. ASCO Virtual Abstract，2020，5：29-31.

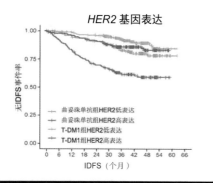

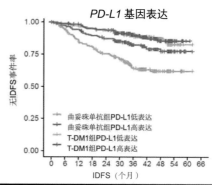

影响	治疗	共计, *n*	亚组, *n*	*HR*（95% *CI*）
高 *vs.* 低	曲妥珠单抗	397	200 *vs.* 197	2.02（1.32～3.11）
高 *vs.* 低	T-DM1	417	207 *vs.* 210	1.01（0.56～1.83）

PD-L1	治疗	共计, *n*	亚组, *n*	*HR*（95% *CI*）
高 *vs.* 低	曲妥珠单抗	397	202 *vs.* 195	066（0.44～1）
高 *vs.* 低	T-DM1	417	204 *vs.* 213	1.05（0.59～1.87）

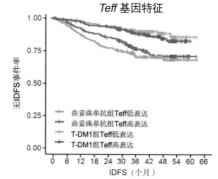

PD-L1	治疗	共计, *n*	亚组, *n*	*HR*（95% *CI*）
高 *vs.* 低	曲妥珠单抗	397	190 *vs.* 207	099（0.67～1.48）
高 *vs.* 低	T-DM1	417	216 *vs.* 201	1.29（0.72～2.31）

图 2-11　生物标志物表达与预后相关性分析

图片来源：CARSTEN D，CHIARA L，PETER A，et al. Biomarker data from KATHERINE：A phase Ⅲ study of adjuvant trastuzumabemtansine（T-DM1）versus trastuzumab（H）in patients with residual invasive disease after neoadjuvant therapy for HER2-positive breast cancer. ASCO Virtual Abstract，2020，5：29-31.

此次探索性分析首次提供了 HER2 靶向治疗后残留病灶的生物标志物表达与 IDFS 相关性的数据，与曲妥珠单抗相比，T-DM1 治疗所有生物标志物亚组的 IDFS 获益一致，*PIK3CA* 突变状态不影响曲妥珠单抗或 T-DM1 治疗的疗效，与患者预后也不相关，高 *HER2* 基因表达与曲妥珠单抗组的不良结果相关，提示在新辅助治疗中 HER2 靶向治疗后残留疾病患者存在曲妥珠单抗耐药机制，T-DM1 获益在该亚组中得以维持，表明 T-DM1 可能能够克服上述耐药机制。

七、 KATHERINE 研究临床实践相关的热点问题讨论

问题 1：针对 HER2 阳性早期乳腺癌，新辅助双靶治疗后未达 pCR 患者的下一步治疗策略？

严颖： 首先要对新辅助双靶治疗后未达 pCR 的患者进行严格的定义，即在充分给予了抗 HER2 及化疗的新辅助方案（AC-THP 或 TCbHP）后，仍未达到 pCR 的患者在术后考虑给予 T-DM1 治疗。而接受不充分的新辅助治疗，即化疗方案周期数不足的患者，术后给予双靶还是 T-DM1 治疗仍存在争议。因此，对于有新辅助治疗指征的 HER2 阳性早期乳腺癌患者，新辅助治疗阶段尽可能进行充分的、标准的新辅助治疗方案，根据术后是否达到 pCR，再决定是否给予 T-DM1 的强化治疗。

兰波： 对于新辅助治疗期间，没有接受充分的抗 HER2 治疗及化疗的患者，可能会从术后补充的蒽环或铂类化疗中获益，而不应该首选接受 T-DM1 治疗。若在接受了充分化疗联合双靶抗 HER2 治疗后未达到 pCR 的患者，患者本身可能存在肿瘤抗 HER2 单克隆抗体药物的耐药性，因此，单纯的 HER2 信号通路抑制，并不能达到满意的抗肿瘤治疗效果，因此应该推荐术后改为 T-DM1 治疗。但对于术后残余小肿瘤的患者，则应该综合考虑药物获益与药物不良反应及经济因素后做出决策。

徐玲： 在关注到术后残余肿瘤大小时，也应该同时考虑新辅助化疗前初始肿瘤大小，肿瘤对药物的反应性应由肿瘤缩小的程度决定，而非仅

依据残余肿瘤大小决定。建议综合考虑肿瘤变化程度及高危因素，决定术后化疗方案。

邱立军：针对肿瘤对药物的反应性高的患者，尽管术后有少许肿瘤残留，但仍应该首先考虑应用现有维持治疗。若肿瘤变化不明显的患者，由于目前缺乏术后双靶对比 T-DM1 的疗效比较的临床数据，因此首选术后 T-DM1 治疗。但对于新辅助治疗方案，我认为应该更注重抗 HER2 治疗而不需要要求患者应用蒽环联合紫杉的化疗方案。

张永强：目前新辅助治疗是良好的抗肿瘤药物治疗方案的患者筛选平台，可以根据药物的疗效对接受新辅助治疗患者进行分层筛选，属于精准治疗中的分类治疗。若术前新辅助治疗未达到计划强度或周期，则术后完成原治疗方案可能给患者带来临床获益；但若肿瘤存在异质性，经过计划方案的新辅助治疗后，敏感性肿瘤细胞死亡而"残余"了单靶或双靶抗 HER2 治疗不敏感或耐药肿瘤细胞，则术后需要 T-DM1 强化治疗。KATHERINE 研究中四分之三的患者在新辅助阶段接受了蒽环类药物，提示入组患者肿瘤的分期不早、恶性程度较高，而研究设计的术后方案为 T-DM1 对比曲妥珠单抗单靶治疗，对照组为较弱方案，所以对研究入组人群新辅助治疗后未达 pCR 者接受 T-DM1 辅助治疗更为合理。研究未根据新辅助治疗的反应性对患者分层有些遗憾。

问题 2：针对 HER2 阳性早期乳腺癌，新辅助双靶治疗后达到 pCR 患者的下一步治疗策略，延续双靶还是改为单靶治疗？

邱立军：对于取得 pCR 的患者，术前淋巴结受累情况依旧是患者预后的独立危险因素，对于治疗前已经有腋窝淋巴结转移或肿瘤 T 分期较大的患者，尽管新辅助治疗达到了 pCR 但术后仍应该继续完成曲（妥珠）

帕（妥珠）双靶治疗。

严颖： 在曲妥珠单抗单独靶向治疗的基础上增加帕妥珠单抗治疗，没有带来额外的不良反应，且在我国国家医保范围之内，并且具备新辅助治疗指征的患者，一般存在淋巴结阳性，和 / 或肿瘤 > 2 cm 等危险因素，即使新辅助治疗后达 pCR，仍有一定的复发转移风险。因此我认为对于新辅助治疗后达到 pCR 的患者术后应继续接受双靶治疗至满 1 年。

问题 3：是否所有 HER2 阳性乳腺癌新辅助治疗方案均应该选择双靶治疗？

张永强： 首选双靶治疗，对于化疗方案可以根据情况进行相应调整。

严颖： 达到新辅助治疗指征的患者，说明已经有了预后不良的高危因素，因此应该推荐应用双靶治疗。

八、 KATHERINE 研究点评与总结

杨俊兰： KATHERINE 临床研究为 HER2 阳性早期乳腺癌新辅助治疗后未达病理完全缓解患者的后续治疗提供了一个很好的治疗依据，但在解读该临床研究时我们需要注意以下几点：

（1）该临床研究入组患者术后治疗采用的是 T-DM1 对照曲妥珠单抗，显示了 T-DM1 在 IDFS 的获益，仅能说明未获 pCR 情况下继续应用曲妥珠单抗不如换用 T-DM1，如果对于术后未达 pCR 患者采用曲妥珠单抗联合帕妥珠单抗双靶治疗会如何？目前尚无临床试验数据支持。

（2）该临床研究中接受曲妥珠单抗新辅助治疗的患者占 80% 左右，接受曲妥珠单抗联合帕妥珠单抗治疗的患者仅占 18% 左右，对于曲妥珠单抗联合帕妥珠单抗新辅助治疗未达 pCR 的患者，是继续双靶治疗还是

换用 T-DM1 目前尚无大型前瞻的临床研究建议，需结合新辅助治疗的反应性及患者的实际情况等多方面因素做出决策。

（3）该临床研究对新辅助化疗周期数及抗 HER2 均有严格要求，在临床工作中，对于因各种原因未完成新辅助治疗，术后未达 pCR 的患者不能照搬此研究结果。

参考文献

1. UNTCH M，FASCHING P A，KONECNY G E，et al. Pathologic complete response after neoadjuvant chemotherapy plus trastuzumab predicts favorable survival in human epidermal growth factor receptor 2-overexpressing breast cancer：results from the TECHNO trial of the AGO and GBG study groups. J Clin Oncol，2011，29（25）：3351-3357.

2. CORTAZAR P，ZHANG L J，UNTCH M，et al. Pathological complete response and long-term clinical benefit in breast cancer：the CTNeoBC pooled analysis. Lancet，2014，384（9938）：164-172.

3. de AZAMBUJA E，HOLMES A P，PICCART-GEBHART M，et al. Lapatinib with trastuzumab for HER2-positive early breast cancer（NeoALTTO）：survival outcomes of a randomised，open-label，multicentre，phase 3 trial and their association with pathological complete response. Lancet Oncol，2014，15（10）：1137-1146.

4. GIANNI L，EIERMANN W，SEMIGLAZOV V，et al. Neoadjuvant and adjuvant trastuzumab in patients with HER2-positive locally advanced breast cancer（NOAH）：follow-up of a randomised controlled superiority trial with a parallel HER2-negative cohort. Lancet Oncol，2014，15（6）：640-647.

5. SCHNEEWEISS A，CHIA S，HICKISH T，et al. Long-term efficacy analysis of the randomised，phase II TRYPHAENA cardiac safety study：evaluating pertuzumab and trastuzumab plus standard neoadjuvant anthracycline-containing

and anthracycline-free chemotherapy regimens in patients with HER2-positive early breast cancer. Eur J Cancer，2018，89：27-35.

6. SENKUS E，KYRIAKIDES S，OHNO S，et al. Primary breast cancer：ESMO clinical practice guidelines for diagnosis，treatment and follow-up. Ann Oncol，2015，26 Suppl 5：v8-v30.

7. BENSON A B，VENOOK A P，AL-HAWARY M M，et al. Rectal Cancer，Version 2. 2018，NCCN clinical practice guidelines in oncology. J Natl Compr Canc Netw，2018，16（7）：874-901.

8. PHILLIPS G D L，LI G，DUGGER D L，et al. Targeting HER2-positive breast cancer with trastuzumab-DM1，an antibody-cytotoxic drug conjugate. Cancer Res，2008，68（22）：9280-9290.

9. JUNTTILA T T，LI G，PARSONS K，et al. Trastuzumab-DM1（T-DM1）retains all the mechanisms of action of trastuzumab and efficiently inhibits growth of lapatinib insensitive breast cancer. Breast Cancer Res Treat，2011，128（2）：347-356.

10. VERMA S，MILES D，GIANNI L，et al. Trastuzumabemtansine for HER2-positive advanced breast cancer. N Engl J Med，2012，367（19）：1783-1791.

11. KROP I E，KIM S B，MARTIN A G，et al. Trastuzumabemtansine versus treatment of physician's choice for pretreated HER2-positive advanced breast cancer（TH3RESA）：a randomised，open-label，phase 3 trial. Lancet Oncol，2014，15（7）：689-699.

12. DIÉRAS V，MILES D，VERMA S，et al. Trastuzumabemtansine versus capecitabine plus lapatinib in patients with previously treated HER2-positive advanced breast cancer（EMILIA）：a descriptive analysis of final overall survival results from a randomised，open-label，phase 3 trial. Lancet Oncol，2017，18（6）：732-742.

13. KROP I E，KIM S B，MARTIN A G，et al. Trastuzumabemtansine versus treatment of physician's choice in patients with previously treated HER2-positive metastatic breast cancer（TH3RESA）：final overall survival results from a

randomised open-label phase 3 trial. Lancet Oncol，2017，18（6）：743-754.

14. U. S. Food & Drug Administration. FDA approves ado-trastuzumabemtansine for early breast cancer. [2019-6-5]. https：//www. fda. gov/drugs/resources-information-approved-drugs/fda-approves-ado-trastuzumab-emtansine-early-breast-cancer.

15. KROP I E，SUTER T M，DANG C T，et al. Feasibility and cardiac safety of trastuzumabemtansine after anthracycline-based chemotherapy as（neo）adjuvant therapy for human epidermal growth factor receptor 2-positive early-stage breast cancer. J Clin Oncol，2015，33（10）：1136-1142.

16. CARSTEN D，CHIARA L，PETER A，et al. Biomarker data from KATHERINE：a phase Ⅲ study of adjuvant trastuzumabemtansine（T-DM1）versus trastuzumab（H）in patients with residual invasive disease after neoadjuvant therapy for HER2-positive breast cancer. ASCO Virtual Abstract，2020，5：29-31.

讲者：徐玲（北京大学第一医院）
主持与讨论：杨俊兰（中国人民解放军总医院）
邸立军（北京大学肿瘤医院）
张永强（北京医院）
严颖（北京大学肿瘤医院）
兰波（中国医学科学院肿瘤医院）
执笔：徐玲，白宇鸽（北京大学第一医院）

北京乳腺病防治学会
BEIJING BREAST DISEASE SOCIETY

云间读书系列课程

PEARL&Young-PEARL临床研究解析
—— HR+晚期乳腺癌一线治疗：内分泌vs.化疗

日期 2020/9/14 (周一)　时间　18:00～19:20

大会主持

张永强
北京医院

大会讲者

彭亮
中国人民解放军总医院

特邀嘉宾

杨俊兰
中国人民解放军总医院

邸立军
北京大学肿瘤医院

扫一扫看视频

讨论嘉宾

王墨培
北京大学第三医院

李瑛
中国人民解放军总医院

徐玲
北京大学第一医院

严颖
北京大学肿瘤医院

会议议程

时间	内容	讲者
18:00～18:10	主席致辞	张永强
18:10～18:40	PEARL & Young-PEARL临床研究解析	彭亮
18:40～19:10	讨论: HR+晚期乳腺癌一线治疗选择 1.两项研究结果显示的内分泌+CDK4/6i和卡培他滨化疗生存获益的不同，其结果矛盾还是一致？主要差别在哪些方面？ 2.对于适合内分泌治疗的HR+/HER2- MBC，选择化疗还是内分泌治疗？影响您选择不同治疗的主要因素有哪些？ 3.据上面研究结果，对自己的临床实践带来哪些改变或启发？怎样看待ESR1突变在内分泌治疗中的影响？	讨论嘉宾： 王墨培 李瑛 徐玲 严颖 特邀嘉宾： 杨俊兰 邸立军
19:10～19:20	点评与总结	

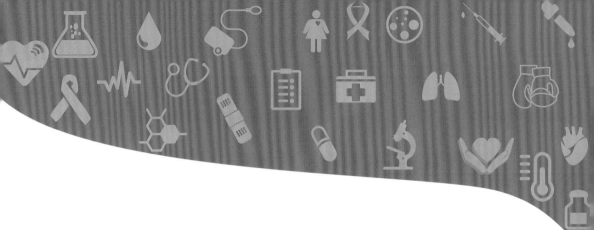

PEARL&Young-PEARL 临床研究解析

——HR+ 晚期乳腺癌一线治疗：内分泌 *vs.* 化疗

　　Young-PEARL 研究是第一个在绝经前 HR+/HER2– 晚期乳腺癌患者中进行的内分泌治疗与化疗相比较的前瞻性、随机、多中心、开放 II 期临床研究。本研究共纳入 14 个中心的 189 例患者，允许既往行一线化疗患者及一线行他莫昔芬治疗的患者入组，184 例患者随机分为哌柏西利 + 依西美坦 + 亮丙瑞林组（92 例）和卡培他滨组（92 例）。主要研究终点为：研究者评价的 PFS，次要研究终点为：疾病控制率（disease control rate，DCR）、OS、毒性、生活质量 (quality of life，QoL) 、生物标志物。

　　PEARL 研究是一项多中心、开放标签、随机对照的 III 期临床研究，旨在比较哌柏西利 + 内分泌治疗（依西美坦或氟维司群）与卡培他滨用于芳香化酶抑制剂（aromatase inhibitor，AI）经治疗失败 HR+/HER2– 绝经后 MBC 患者的疗效和安全性。

Young-PEARL 研究和 PEARL 研究均为对比 CDK4/6 抑制剂联合内分泌治疗与卡培他滨单药治疗 HR+/HER2– 晚期乳腺癌的临床试验，却取得了截然相反的结果。但在两者的研究设计、患者基线情况存在差异的情况下，又恰好一正一反地反映了 CDK4/6 抑制剂在 HR+/HER2– 晚期乳腺癌治疗中的用药时机、人群选择等实践问题。

一、PEARL&Young-PEARL 临床研究背景和历程

乳腺癌为女性发病率第一位的肿瘤，呈逐年上升趋势，严重危害女性健康。3% ～ 8% 的乳腺癌患者初诊时即为转移性，即使早期乳腺癌接受规范治疗后也有 30% ～ 40% 会发展为晚期乳腺癌。晚期乳腺癌目前难以治愈，5 年生存率仅 20%，总体中位生存时间为 2 ～ 3 年。不同分子亚型乳腺癌预后及对治疗敏感性不尽相同，ER 和 / 或 PR 阳性 Luminal 型占70% ～ 80%。NCCN 指南、ESMO 指南、CSCO 指南建议激素受体阳性HER2 阴性晚期乳腺癌首选内分泌治疗。

除了靶向治疗、内分泌治疗以外，传统化疗也是 HR 阳性晚期乳腺癌的重要治疗选择，尤其是对内分泌治疗失败、出现有症状的内脏转移、疾病进展迅速的患者。从既往的一些小样本研究来看，紫杉类化疗效果最好，ORR 可达 35% ～ 45%；蒽环类联合用药也可达 35% ～ 38%；单药卡培他滨为 20% ～ 25%。在无进展生存方面，单独化疗的中位 PFS 一般为 6 ～ 8 个月，内分泌治疗为 10 ～ 12 个月，而内分泌联合 CDK4/6 抑制剂的中位 PFS 则可以提高至 25 ～ 34 个月。但是在临床实践中，大约有 65% 的患者并未接受内分泌治疗。之所以出现这样的情况的原因是，医生和患者及家属考虑到肿瘤的侵袭性更高、患者年纪较轻等各种因素，

会首先选择化疗，如卡培他滨。基于这样的临床背景，就诞生了 Young-PEARL 实验和 PEARL 实验，以探索研究在 CDK4/6 抑制剂的加盟下，内分泌治疗是否可以和化疗并驾齐驱。

二、PEARL&Young–PEARL 临床研究设计

1. 研究设计

Young-PEARL 研究共纳入 189 例患者，随机分为哌柏西利＋依西美坦＋亮丙瑞林组和卡培他滨组（图 3-1）。

Young-PEARL：CDK4/6 i+ET *vs.* 卡培他滨

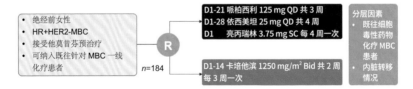

Young-PEARL（KCSG BR 15-10）研究：前瞻性、多中心、开放、随机、Ⅱ期研究

- 绝经前女性
- HR+HER2-MBC
- 接受他莫昔芬预治疗
- 可纳入既往针对 MBC 一线化疗患者

n=184

R

- D1-21 哌柏西利 125 mg QD 共 3 周
- D1-28 依西美坦 25 mg QD 共 4 周
- D1 亮丙瑞林 3.75 mg SC 每 4 周一次

- D1-14 卡培他滨 1250 mg/m² Bid 共 2 周每 3 周一次

分层因素
- 既往细胞毒性药物化疗 MBC 患者
- 内脏转移情况

- 主要终点：研究者评估无进展生存（PFS）
- 次要终点：疾病控制率（DCR）、总生存（OS）、毒性、QoL、生物标志物

图 3-1　Young-PEARL 研究设计

图片来源：PARK Y H，KIM T Y，KIM G M，et al. Palbociclib plus exemestane with gonadotropin-releasing hormone agonist versus capecitabine in premenopausal women with hormone receptor-positive，HER2-negative metastatic breast cancer（KCSG-BR15-10）：a multicentre，open-label，randomised，phase 2 trial.Lancet Oncol，2019，20（12）：1750-1759.

PEARL 研究研究包含 2 个队列。队列 1（C1）患者按照 1∶1 随机分配接受哌柏西利＋依西美坦或卡培他滨治疗。2016 年，有数据表明

ESR1 突变可诱导肿瘤细胞对 AI 耐药，而这种耐药性与氟维司群无关，因此开展了队列 2（C2）的研究，分为氟维司群＋哌柏西利组和卡培他滨组。分层因素包括疾病部位、先前对内分泌治疗的敏感性等。该研究的主要终点是 PFS（图 3-2）。

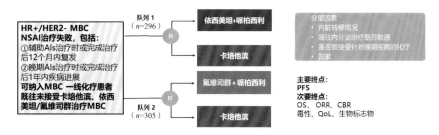

PEARL研究: CDK4/6 i+ ET *vs.* 卡培他滨

绝经后 AI 治疗失败 HR+/HER2- 晚期乳腺癌患者哌柏西利＋内分泌治疗对比卡培他滨化疗
• 多中心、开放、随机对照 Ⅲ 期临床研究，37 个中心，601 例患者

2016 年，有数据表明 *ESR1* 突变可诱导肿瘤细胞对 AI 耐药，而 *ESR1* 突变与氟维司群的敏感性无关，因此开展了队列 2 的研究。

图 3-2　PEARL 研究设计

图片来源：MARTÍN M，ZIELINSKI C，RUÍZ-BORREGO M，et al. Palbociclib in combination with endocrine therapy versus capecitabine in hormonal receptor-positive，human epidermal growth factor 2-negative，aromatase inhibitor-resistant metastatic breast cancer：a phase III randomised controlled trial-PEARL.Ann Oncol，2021，32（4）：488-499.

2. 入组患者基线特征

Young-PEARL 和 PEARL 两个相似的临床研究均为 CDK4/6 抑制剂联合内分泌治疗与卡培他滨单药治疗 HR+HER2- 晚期乳腺癌的疗效对比。两项临床研究入组人群的人种、中位年龄、转移病灶、既往治疗方案、内分泌敏感状态等特征均有差异。

Young-PEARL 研究入组的患者主要为来自韩国的绝经前患者，其中晚期一线治疗患者占 50%，晚期二线治疗患者占 33%，未接受任何化疗患者近 80%，94% 患者仅接受过他莫昔芬的内分泌治疗且所有患者未使用过 AI。研究主要按照既往内分泌治疗和内脏转移情况分为两个亚组（图 3-3）。

Young-PEARL: Disease Characteristics and Previous Treatment

Characteristic, n (%)	Palbociclib/Exemestane/Leuprolide (n=92)	Capecitabine (n=86)
DFS from diagnosis to MBC		
• < 24 mos	12 (13.0)	15 (17.4)
• ≥ 24 mos	52 (56.5)	45 (52.3)
• Diagnosis with stage IV	28 (30.4)	26 (30.2)
Resistant to tamoxifen	76 (82.6)	77 (89.5)
Received prior chemotherapy for MBC	22 (23.9)	18 (20.9)
Number of prior lines of therapy for MBC		
• 0	46 (50)	45 (51.2)
• 1	30 (32.6)	30 (52.3)
• 2	16 (17.4)	11 (12.8)
Type of prior (neo)adj therapy	n=64	n=60
• Any chemotherapy	58 (90.1)	50 (83.3)
— Anthracycline based	16 (25)	11 (18.3)
— Anthracycline + taxane based	40 (62.5)	36 (60)
• Endocrine therapy	60 (93.8)	55 (91.7)
— Tamoxifen	43 (67.2)	47 (78.3)
— Tamoxifen + GnRH agonist	17 (26.6)	8 (13.3)

Slide credit: clinicaloptions.com

Young-PEARL: Baseline Characteristics

Characteristic	Palbociclib/Exemestane/Leuprolide (n=92)	Capecitabine (n=80)
Median age, yrs (range)	44 (31-58)	44 (28-53)
Median BMI (range)	22 (15-30)	22 (14-35)
HR status, n (%)		
• ER+/PgR+	70 (76.1)	64 (74.4)
• ER+/PgR-	22 (23.9)	22 (25.6)
ECOG PS, n (%)		
• 0	54 (58.7)	48 (55.8)
• 1/2	38 (41.3)	38 (44.2)
Metastatic site, n (%)		
• Bone only	22 (23.9)	18 (20.9)
• Visceral organ	45 (48.9)	43 (50)
— Lung	29 (31.5)	22 (25.6)
— Liver	17 (18.5)	19 (22.1)
Number of metastatic sites, n (%)		
• 1	50 (60.2)	38 (52.8)
• ≥2	42 (39.8)	48 (47.2)

Slide credit: clinicaloptions.com

图 3-3　Young-PEARL 研究入组人群基线情况

图片来源：PARK Y H，KIM T Y，KIM G M，et al. Palbociclib plus exemestane with gonadotropin-releasing hormone agonist versus capecitabine in premenopausal women with hormone receptor-positive，HER2-negative metastatic breast cancer（KCSG-BR15-10）：a multicentre，open-label，randomised，phase 2 trial.Lancet Oncol，2019，20（12）：1750-1759.

　　PEARL 研究中入组晚期一线治疗患者仅占 17.6%，晚期二线治疗患者占 41.2%，晚期三线及三线以上治疗患者占 41.2%，80% 以上患者为多线治疗患者，且所有入组患者均接受过一线及一线以上内分泌治疗，AI 耐药患者（包括原发及继发内分泌耐药）占 70%，氟维司群耐药患者占 28.8%，10% 的入组患者为非 Luminal 型（图 3-4）。

	COHORT 1		COHORT 2	
	EXE + PAL n=153	CAP n=143	FUL + PAL n=149	CAP n=156
Median age, years (range)				
	60 (31～89)	60 (38～87)	62 (38～86)	60 (33～85)
ECOG Performance status, *n* (%)				
0	85 (55.6)	84 (58.7)	90 (60.4)	93 (59.6)
1	68 (44.4)	59 (41.3)	59 (39.6)	63 (40.4)
Visceral disease, *n* (%)				
Yes	**103 (67.3)**	94 (65.7)	97 (65.1)	102 (65.4)
No	50 (32.7)	48 (33.6)	52 (34.9)	54 (34.6)
Most frequent disease localizations, *n*(%)				
Bone	107 (69.9)	101 (70.6)	97 (65.1)	114 (73.1)
Lymph Node	52 (34.0)	62 (43.4)	55 (36.9)	76 (48.7)
Liver	**67 (43.8)**	61 (42.7)	**60 (40.3)**	68 (43.6)
Lung	44 (28.8)	38 (26.6)	40 (26.8)	44 (28.2)
Pleura	19 (12.4)	20 (14.0)	12 (8.1)	23 (14.7)
Breast/Skin/Subcutaneous	21 (13.7)	20 (14.0)	23 (15.4)	24 (15.4)
Number of involved sites , *n* (%)				
1	47 (30.7)	32 (22.4)	56 (37.6)	35 (22.4)
2	62 (40.5)	59 (41.3)	48 (32.2)	60 (38.5)
≥3	44 (28.5)	51 (35.6)	45 (30.2)	61 (39.1)

	COHORT 1		COHORT 2	
	EXE + PAL n=153	CAP n=143	FUL + PAL n=149	CAP n=156
Receptor status, *n* (%)				
ER+ PR+	114 (74.5)	103 (72.0)	114 (76.5)	118 (75.6)
ER+ PR–	36 (23.5)	38 (26.6)	33 (22.2)	33 (21.2)
ER– PR+ or ER+ PR not available*	2 (1.3)	2 (1.4)	2 (1.3)	5 (3.2)
***ESR1* Mutational Status, *n* (%)**				
Negative	104 (68.0)	89 (62.2)	102 (68.5)	98 (62.8)
Positive	41 (26.8)	37 (25.9)	38 (25.5)	48 (30.8)
Not Available	8 (5.2)	17 (11.9)	9 (6.0)	10 (6.4)
Sensitivity to prior hormone therapy, *n* (%)				
Yes	107 (69.9)	104 (72.7)	119 (79.9)	122 (78.2)
No	46 (30.1)	39 (27.3)	30 (20.1)	34 (21.8)
Genomic Subtype, *n* (%)*	n=122	n=112	n=122	n=126
Luminal A	**61 (50.0)**	**61 (54.4)**	**58 (47.5)**	**52 (41.3)**
Luminal B	**49 (40.2)**	**42 (37.5)**	**43 (35.3)**	**58 (46.0)**
HER2-enriched	5 (4.1)	4 (3.6)	11 (9.0)	9 (7.1)
Basal-like	2 (1.6)	0	0	0
Normal-like	4 (3.3)	4 (3.6)	5 (4.1)	7 (5.6)
Not available	1 (0.8)	1 (0.9)	5 (4.1)	0

*One patient treated with EXE+PAL was triple negative (protocol deviation).
** by HTG EdgeSeq Oncology/Biomarker Panel

Prior therapy

	COHORT 1		COHORT 2	
	EXE + PAL n=153	CAP n=143	FUL + PAL n=149	CAP n=156
Number of prior lines of hormone therapy for MBC, n (%)				
No prior hormone therapy for MBC	30 (19.6)	31 (21.7)	38 (25.5)	44 (28.2)
1	82 (53.6)	70 (49.0)	85 (57.0)	90 (57.7)
2	35 (22.9)	34 (23.8)	12 (8.1)	9 (5.8)
3	3 (2.0)	4 (2.8)	1 (0.7)	1 (0.6)
Maintenance after chemotherapy	3 (2.0)	4 (2.8)	12 (8.1)	12 (7.7)
Prior hormone therapy for MBC, n (%)				
Aromatase inhibitor	106 (69.3)	105 (73.4)	111 (74.5)	109 (69.9)
Fulvestrant	44 (28.8)	35 (24.5)	0	1 (0.6)
Other SERDs	0	0	2 (1.3)	1 (0.6)
Tamoxifen	16 (10.5)	17 (11.9)	12 (8.1)	16 (10.3)
LHRH analogs	10 (6.5)	11 (7.7)	8 (5.4)	14 (9.0)
Prior chemotherapy for MBC, n (%)				
No	105 (68.6)	102 (71.3)	108 (72.5)	115 (73.7)
Yes	48 (31.4)	41 (28.7)	41 (27.5)	41 (26.3)
Line at study entry, n (%)				
1st line	27 (17.6)	31 (21.7)	38 (25.5)	43 (27.6)
2nd line	63 (41.2)	50 (35.0)	76 (51.0)	79 (50.6)
23rd line	63 (41.2)	62 (43.3)	35 (23.5)	34 (21.8)

This presentation is the intellectual property of the author/presenter. Contact them at secretaria-cientifica@geicam.org for permission to reprint and/or distribute

图 3-4　PEARL 研究入组人群基线情况

图片来源：MARTÍN M，ZIELINSKI C，RUÍZ-BORREGO M，et al. Palbociclib in combination with endocrine therapy versus capecitabine in hormonal receptor-positive，human epidermal growth factor 2-negative，aromatase inhibitor-resistant metastatic breast cancer：a phase Ⅲ randomised controlled trial-PEARL.Ann Oncol，2021，32（4）：488-499.

3. 研究结果

（1）Young-Pearl 研究：2016—2018 年 14 个中心纳入 189 例患者，184 例患者进入随机，分为化疗组（92 例）和内分泌组（92 例）。中位年龄为 44 岁（28 ～ 58 岁）。新发 MBC 在两组均有发现 30%。中位随访 14 个月，中位 PFS：内分泌加 Palbociclib 优于卡培他滨 [20.1 个月 *vs.* 14.4 个月，*P*=0.0469；*HR*=0.659（0.437 ～ 0.994），*P*=0.0469]。Ⅲ级以上血液学毒性反应在 Palbociclib 组较卡培他滨组更为常见（60.9% *vs.* 19.2%，*P* < 0.0001）。腹泻（11% *vs.* 38%）和手足综合征（1% *vs.* 76%）在卡培他滨组更为常见（图 3-5 ～图 3-7）。

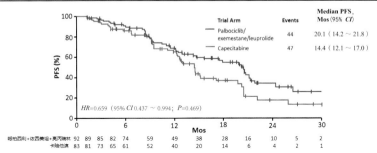

图 3-5　Young-PEARL 研究中位 PFS 时间

图片来源：PARK Y H，KIM T Y，KIM G M，et al. Palbociclib plus exemestane with gonadotropin-releasing hormone agonist versus capecitabine in premenopausal women with hormone receptor-positive，HER2-negative metastatic breast cancer（KCSG-BR15-10）：a multicentre，open-label，randomised，phase 2 trial.Lancet Oncol，2019，20（12）：1750-1759.

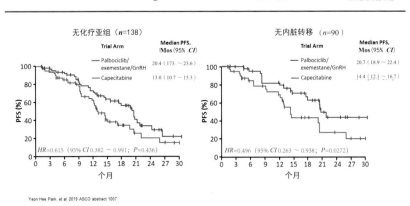

图 3-6　Young-PEARL 研究亚组分析

图片来源：PARK Y H，KIM T Y，KIM G M，et al. Palbociclib plus exemestane with gonadotropin-releasing hormone agonist versus capecitabine in premenopausal women with hormone receptor-positive，HER2-negative metastatic breast cancer（KCSG-BR15-10）：a multicentre，open-label，randomised，phase 2 trial.Lancet Oncol，2019，20（12）：1750-1759.

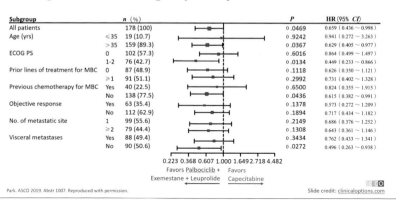

图 3-7　Young-PEARL 研究亚组分析

图片来源：PARK Y H，KIM T Y，KIM G M，et al. Palbociclib plus exemestane with gonadotropin-releasing hormone agonist versus capecitabine in premenopausal women with hormone receptor-positive，HER2-negative metastatic breast cancer（KCSG-BR15-10）：a multicentre，open-label，randomised，phase 2 trial.Lancet Oncol，2019，20（12）：1750-1759.

（2）PEARL 研究：2014 年 3 月至 2018 年 7 月期间，研究共入组了 601 例患者，队列 1 和队列 2 分别 296 例、305 例，C1 和 C2 队列患者的中位年龄分别为 60 岁和 61 岁。C1 和 C2 队列分别有 26.4% 和 28.2% 的患者为 ESR1 突变。C1 和 C2 队列分别有 66.6% 和 65.2% 的患者为内脏转移。71.3%（C1）和 79.0%（C2）患者先前对激素治疗敏感，30.1%（C1）和 26.9%（C2）MBC 患者先前接受过化疗，19.6%（C1）和 26.6%（C2）MBC 患者先前未接受过化疗。

（3）C2 研究结果

中位随访 13.5 个月时（图 3-8），哌柏西利 + 氟维司群组和卡培他滨组的中位 PFS 分别为 7.5 个月和 10 个月 [95% CI 1.09（0.83 ～ 1.44），P=0.537]。哌柏西利 + 氟维司群组和卡培他滨组的 ORR 分别为 26.7% 和

33.3%。74.4% 的患者进行了分子分型，两组患者中 Luminal 型分别占 89.1%（哌柏西利＋氟维司群组）和 91.5%（卡培他滨组）。

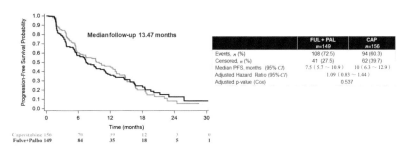

Co-Primary Objective 1: Progression-Free Survival Cohort 2（*n*=305）

图 3-8 PEARL 研究队列 2 的 PFS 时间

图片来源：MARTÍN M，ZIELINSKI C，RUÍZ-BORREGO M，et al. Palbociclib in combination with endocrine therapy versus capecitabine in hormonal receptor-positive，human epidermal growth factor 2-negative，aromatase inhibitor-resistant metastatic breast cancer：a phase III randomised controlled trial-PEARL.Ann Oncol，2021，32（4）：488-499.

两组 Luminal 型患者的中位 PFS 分别为 7.5 个月和 10 个月 [95% *CI* 1.07（0.77 ～ 1.50），*P*=0.684]，两组非 Luminal 型患者的中位 PFS 分别为 14.4 个月和 14.8 个月 [95% *CI* 2.39（0.81 ～ 7.08），*P*=0.116]。

（4）ESR1 wt 亚组分析

中位随访 19 个月，PAL+ET 组和 CAPE 组的中位 PFS 分别为 8.0 个月和 10.6 个月 [95% *CI* 1.08（0.85 ～ 1.36），*P*=0.526，图 3-9]，两组 ORR 分别为 27.8% 和 36.9%。79.6% 的患者进行了分子分型，两组患者中 Luminal 型患者分别占 89.2%（PAL+ET）和 91.8%（CAPE）。

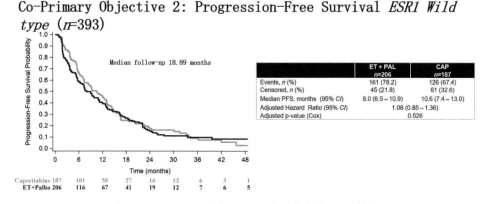

图 3-9　PEARL 研究中 ESR1 野生型患者的 PFS 时间

图片来源：MARTÍN M，ZIELINSKI C，RUÍZ-BORREGO M，et al. Palbociclib in combination with endocrine therapy versus capecitabine in hormonal receptor-positive，human epidermal growth factor 2-negative，aromatase inhibitor-resistant metastatic breast cancer：a phase III randomised controlled trial-PEARL.Ann Oncol，2021，32（4）：488-499.

　　两组 Luminal 型患者的中位 PFS 分别为 9.3 个月和 11 个月 [95% *CI* 1.02（0.77 ～ 1.34），*P*=0.913]，两组非 Luminal 型患者的中位 PFS 分别为 2.7 个月和 13.7 个月 [95% *CI* 3.19（1.28 ～ 7.95），*P*=0.013]。依西美坦 + 哌柏西利、氟维司群 + 哌柏西利和卡培他滨组最常见的 3 ～ 4 级不良反应为中性粒细胞减少症（57.4%，55.7% 和 5.5%），发热性中性粒细胞减少（1.3%，0.7% 和 1.4%），手足综合征（0，0 和 23.5%）和腹泻（1.3%，1.3% 和 7.6%）。

4. 实验对比分析

　　Young-PEARL 和 PEARL 两个相似的临床研究均为 CDK4/6 抑制剂联合内分泌治疗与卡培他滨单药治疗 HR+HER2– 晚期乳腺癌的疗效对比，却取得了截然相反的结果。究其原因，可能与两项临床研究入组人群特征有关。Young-PEARL 研究入组晚期一线治疗患者占 50%，晚期二线治疗患者占 33%，未接受任何化疗患者近 80%，94% 患者仅接受过他莫昔芬的内分泌治疗且所有患者未使用过 AI，因此均为 AI 相对敏感人群，所以内分泌治疗获益更大。而 PEARL 研究中入组晚期一线治疗患者仅占 17.6%，晚期二线治疗患者占 41.2%，晚期三线及三线以上治疗患者占 41.2%，80% 以上患者为多线治疗患者，且所有入组患者均接受过一线及一线以上内分泌治疗，AI 耐药患者（包括原发及继发内分泌耐药）占 70%，氟维司群耐药患者占 28.8%，并且从大会报道的最终结果来看，10% 的入组患者为非 Luminal 型。两个相同试验药物的临床研究因为入组人群存在差异、治疗时机选择不同，出现了截然不同的实验结果。两个实验结果，也提醒我们 CDK4/6 抑制剂在内分泌敏感的一线患者中虽然获益显著，但针对多线治疗后患者的药物选择仍然需要继续探索。

三、临床实践相关的热点问题

问题 1：两项研究结果显示的内分泌 +CDK4/6 抑制剂和卡培他滨化疗生存获益的不同，其结果矛盾还是一致？主要差别在那些方面？

严颖： PEARL 和 Young-PEARL 的研究结果不一致，深入分析原因，主要是因为两项临床研究中入组人群基线特征不同。Young-PEARL 研究中入组人群都没有经过 AI 治疗，都是芳香化酶抑制剂治疗敏感的人群，因此这些患者进行 CDK4/6 抑制剂内分泌治疗获益可能性更大；而 PEARL 研究入组的都是一些 AI 治疗过的人群，不同程度上都存在着内分泌治疗耐药的情况，因此选择化疗，可能效果更好。

李瑛： 两项研究并不矛盾，但不能完全作为一线治疗选择的依据，因为入组人群中存在多线治疗的患者，一线选择的依据更多应该参照 PALOMA-2、MOANACH-3 等专注于一线的研究，但是选择内分泌治疗还是化疗，主要优先判定患者的内分泌敏感性，对于内分泌敏感的患者，在内分泌治疗中的获益才可能更大。

另外，还需要根据肿瘤负荷、疾病进展速度、患者身体状况来综合考虑一线选择化疗还是内分泌治疗。

问题 2：对于适合内分泌治疗的 HR+/HER2-MBC，接受化疗还是内分泌治疗？影响您选择不同治疗的主要因素有哪些？

严颖：针对 HR+/HER2- 晚期乳腺癌患者的治疗中首先会考虑的是一线首选内分泌治疗还是化疗。对于复发转移性乳腺癌，转移病灶穿刺活检及生物标志物越来越重要，主要存在以下几方面的原因：即使在相同的技术条件下，将原发灶和转移病灶同时进行检测，原发病灶和转移病灶的雌激素受体（estrogen receptor，ER）、孕激素受体（progesterone receptor，PR）表达仍存在约 20% 的不一致性，HER2 存在约 10% 的不一致性。目前接诊的患者，可能是在数年前进行的乳腺手术及病理活检，检测技术和规范性可能存在不足，因此，进行转移灶的再次活检，能够更准确地明确雌激素受体（estrogen receptor，ER）、孕激素受体（progesterone receptor，PR）和 HER2 的表达状态，指导下一步选择内分泌治疗，还是化疗。

针对没有内脏危象的患者首选内分泌还是化疗，第一个考虑的因素还是转移病灶的 ER、PR 的表达情况，高表达的患者更倾向于内分泌治疗，第二个考虑因素是疾病进展速度和肿瘤负荷，疾病进展越快，肿瘤负荷越大的患者，更倾向于化疗。其他的考虑因素是患者术后的无疾病进展生存期（progression free survival，DFS）、辅助内分泌治疗效果、年龄等一些因素。

问题 3：上面研究结果，会对我们的临床实践带来哪些改变或启发？怎样看待 *ESR1* 突变在内分泌治疗中的影响？

王墨培： 在临床实践中，仅用两项研究来解释内分泌治疗和化疗的疗效对比是有局限的。卡培他滨单药治疗方案，对比紫杉醇等一些较强的化疗方案，效果相对比较弱。而临床工作中，对于内分泌耐药的人群，或多个内脏器官转移的患者，甚至于 ER、PR 受体表达已经发生变化的患者，化疗方案的选择是多样性的。

对于适合内分泌治疗的患者，如果是继发 AI 耐药，存在 *ESR1* 突变的话，氟维司群治疗获益可能更大。而在选择 CDK4/6 抑制剂联合 AI 还是氟维斯群的决策中，*ESR1* 突变可能有一定预测价值。对于 CDK4/6 抑制剂这类作用于细胞周期调控的靶向药物来说，与哪种内分泌药物联用更好，还需结合临床实际情况具体分析决定。

临床研究证实在内分泌敏感人群中内分泌加靶向的治疗较单药内分泌治疗的生存获益更为显著。虽然 PEARL 研究中 *ESR1* 野生型亚组中内分泌药物联合靶向治疗与单药卡培他滨相比 PFS 无显著差异。但是这一结果不会影响在临床诊疗中选择靶向联合内分泌一线甚至二线治疗内分泌敏感患者这一策略。而 *ESR1* 的检测结果可能对于靶向药物 CDK4/6 抑制剂联合哪种内分泌药物的选择具有指导意义。

徐玲： 从肿瘤的治疗实践中分析，在很长的时间里化疗对于转移性乳腺癌的 5 年生存率并没有显著的提高，而很多大型临床研究中联合 CDK4/6 抑制剂治疗组的患者生存时间较长，未达中位生存，因此整体生存的获益数据还没有统计出来，但是将 CDK4/6 抑制剂放在更前线对总生存的获益更大，HR 阳性转移性乳腺癌的 5 年生存率可能从 20% 多提高到 30% 以上。

ESR1 突变可能对于进行内分泌单药治疗的患者的药物选择更有指导意义。不同治疗因素的治疗获益可以考虑根据不同权重系数来衡量，把 CDK4/6 抑制剂放在更前线的治疗，对比 ESR1 阳性指导内分泌单药带来的总生存获益的权重更大一些。在对比 PALOMA2 和 PALOMA3 研究中，CDK4/6 抑制剂一线治疗对于总生存的获益超过 1 年以上，而 PEARL 研究中化疗的获益时间并没有这么高，因此要延长总的生存获益，还是应该将 CDK4/6 抑制剂的治疗放在更前线才能对适合内分泌治疗的这一类人群带来最大的获益。

问题 4：针对一个具体的病例考虑治疗获益，病例举例：绝经后患者，ER 阳性 HER2 阴性，肺、肝转移，但是肿瘤负荷不大，一线进行了内分泌治疗，针对二线治疗会考虑卡培他滨单药还是 CDK4/6 抑制剂治疗？

徐玲： 二线治疗会考虑选择 CDK4/6 抑制剂，但是会参考患者对于内分泌治疗的耐药情况、疾病进展的快慢及患者经济承受能力进行选择。但是对于超过三线以上的治疗会考虑进行化疗。

王墨培： 如果患者既往治疗仅使用过 TAM 治疗，或者一线治疗 PFS 时间比较长、疾病进展慢，会考虑内分泌联合靶向的治疗。但是如果患者已经选用过甾体类芳香化酶抑制剂或者非甾体类芳香化酶抑制剂的治疗，而且疾病进展迅速，会在二线治疗中直接选择化疗。但是可能不仅局限于选择卡培他滨单药的治疗，对于重要脏器多发转移，如肝多发转移，会考虑联合不同化疗药物的治疗方案。

严颖： 首先还是考虑建议患者进行转移或者进展病灶的重新穿刺，根据穿刺结果 ER、PR 的表达选择内分泌治疗还是化疗。如果无法穿刺，会根据一线内分泌的疗效进行治疗选择，如果一线内分泌治疗的 PFS 小于 12 个月，会推荐考虑化疗，如果一线内分泌 PFS 超过 12 个月，考虑继续内分泌联合靶向的治疗。对于内分泌治疗敏感的患者，靶向药物联合内分泌的治疗获益可能也会更大。

点评与总结

邸立军：对于上述病例，可能是 AI 耐药的患者，针对患者的耐药情况进行治疗选择：如果已经是原发性内分泌耐药，还是优选化疗方案；但如果属于内分泌获益较长的继发性耐药，可能会选择内分泌治疗方案。但是针对 PALOMA 系列研究、MONARCH 系列、MENALESSA 系列研究中的结果对于一线内分泌敏感的患者，一线选择 CDK4/6 抑制剂联合方案，治疗获益更大。

Young-PEARL 研究和 PERAL 研究对于一线治疗指导意义没有策略性的改变，针对一线内分泌敏感的患者首选靶向联合内分泌治疗的策略不变，但是在二线及二线以上的治疗选择上有一定指导作用，二线以上的治疗应更加注意区分不同患者类型，尤其是转移病灶穿刺结果的，生物标志物的检测确诊类型，区分患者在内分泌治疗和化疗中获益的大小，进行治疗选择。

杨俊兰：Young-PEARL 和 PERAL 这两项研究不矛盾，因为入组人群不同，两项研究也不具备可比性。两项研究中有超过一半的患者复发转移后经过内分泌或者化疗，所以也不能依据这两个依据来作为一线治疗选择的指导。

复发转移的一线治疗是选化疗还是内分泌治疗，除外我们常考虑的内分泌是否有可能获益的因素外，还应该要参考穿刺病灶的受体表达情况，毕竟有相当比例的受体阳性患者复发转移后受体转为阴性，如果一线治疗中选择 CDK4/6 抑制剂联合内分泌治疗，强烈建议患者进行病灶的重新穿刺检查。

两项研究对于二线以上的治疗的指导同意邸立军教授的观点，对于激素受体敏感的患者可以考虑 CDK4/6 抑制剂联联合内分泌的治疗；如果转移灶穿刺是 ER、PR 低表达、Ki-67 较高的话则建议针对患者的具体情况选用不同的化疗方案。

张永强：在一线治疗中，根据指南建议和最新的研究结果，针对内分泌敏感的患者依然会将 CDK4/6 抑制剂作为一线治疗的首选。在二线治疗中，可以通过转移病灶的重新穿刺活检，辅助治疗的 DFS 和一线治疗的 PFS，生物标志物的检测结果更精准地评估患者进展后的病情和分子特点，再进行治疗选择，保障患者获益时间更长。

Young-PEARL 研究和 PEARL 研究给我们二线以上的治疗具有一定的借鉴意义。但是两项研究呈现了不同的结果，存在一定的矛盾现象，本质并不矛盾。两项研究入组人群不同，TAM 耐药和 AI 耐药的患者还是存在一定的差异，呈现出不同的结果。

后期 PEARL 研究的全文发表以后，也希望针对 PEARL 研究的细节进行进一步的分析和讨论。如对于 *ESR1* 表达的患者中有多少比例的患者重新进行了转移病灶的检测？明确转移灶 *ESR1* 突变对于不同内分泌治疗的获益等情况，利于做出个体化治疗决策。

参考文献

1. PARK Y H，KIM T Y，KIM G M，et al. Palbociclib plus exemestane with gonadotropin-releasing hormone agonist versus capecitabine in premenopausal women with hormone receptor-positive，HER2-negative metastatic breast cancer（KCSG-BR15-10）：a multicentre，open-label，randomised，phase 2 trial. Lancet Oncol，2019，20（12）：1750-1759.

2. MARTÍN M，ZIELINSKI C，RUÍZ-BORREGO M，et al. Palbociclib in combination with endocrine therapy versus capecitabine in hormonal receptor-positive，human epidermal growth factor 2-negative，aromatase inhibitor-resistant metastatic breast cancer：a phase III randomised controlled trial-PEARL. Ann Oncol，2021，32（4）：488-499.

讲者：彭亮（中国人民解放军总医院）

主持与讨论：张永强（北京医院）

杨俊兰（中国人民解放军总医院）

邸立军（北京大学肿瘤医院）

王墨培（北京大学第三医院）

李瑛（中国人民解放军总医院）

徐玲（北京大学第一医院）

严颖（北京大学肿瘤医院）

北京乳腺病防治学会
BEIJING DISEASE ORGANIZATION

云间读书系列课程

ERI-Cortes2011（305研究）及
ERI-Kaufman2015（301研究）的解析
—— 晚期乳腺癌化疗新选择

日期 2020/9/22（周二）　时间 18:00～19:20

大会主持

邸立军
北京大学肿瘤医院

大会讲者

郝春芳
天津医科大学肿瘤医院

特邀嘉宾

杨俊兰
中国人民解放军总医院

万冬桂
中日友好医院

讨论嘉宾

李瑛
中国人民解放军总医院

严颖
北京大学肿瘤医院

关印
北京朝阳医院

扫一扫看视频

会议议程

时间	内容	讲者
18:00～18:10	主席致辞	邸立军
18:10～18:40	ERI-Kaufman2015(301研究) 及ERI-Cortes2011(305研究)的解读	郝春芳
18:40～19:10	讨论: 晚期乳腺癌的化疗策略 1.艾立布林应用于紫杉后，"三滨"前是否合适? 2.艾立布林在TNBC的研究数据的看法及未来临床应用前景? 3.艾立布林联合靶向及其他药物的可能性建议?	讨论嘉宾: 李瑛 严颖 关印 特邀嘉宾: 杨俊兰 万冬桂
19:10～19:20	点评与总结	邸立军

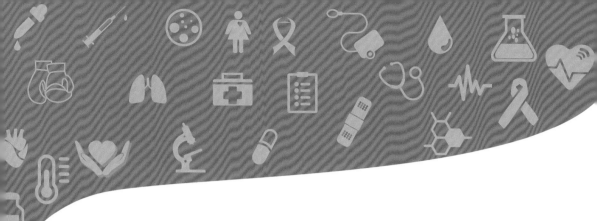

ERI-Cortes2011（305 研究）及 ERI-Kaufman2015（301 研究）的解析

——晚期乳腺癌化疗新选择

一、ERI-Cortes2011（305 研究）

ERI-Cortes2011（305 研究），也称为 EMBRACE 研究，是一项 2006 年开始，历时 2 年，全球 19 个国家、135 个中心、随机、开放、Ⅲ期研究，旨在探讨艾立布林作为一种微管及非微管双重作用机制的新化疗药，在复发转移晚期乳腺癌多线治疗后患者中的疗效及安全性。

作为一个 15 年前开启的研究，艾立布林组大胆选择了当时化疗疗效最优的真实世界组（包括三滨、紫杉及蒽环类）作为对照，取得了较对照组 2.7 个月的总生存获益，为难治性转移性乳腺癌带来化疗药物的新选择。

1. ERI-Cortes2011（305 研究）研究背景及历程

对于那些经过多线治疗的转移性乳腺癌患者，尤其是对于紫杉和蒽环类药物治疗失败的患者来说，非常需要能改善总生存的新的治疗方案。艾立布林是一种从冈田软海绵中提取出的冈田软海绵素 B 经结构修饰后形成的非紫杉烷类的微管动力学抑制剂，通过抑制微管的生长阶段，同时不影响缩短相位和螯合微管蛋白进入非生产性聚集体发挥作用。在既往的Ⅰ、Ⅱ期临床研究中，艾立布林的不良反应均为可预期的，且 ORR 可达到 9.3% ～ 11.5%，OS 可达到 9.0 ～ 10.4 个月。本Ⅲ期研究的目的是为了验证在经过多线治疗的转移性乳腺癌患者中，接受艾立布林治疗的患者与真实世界医生选择的治疗比较，谁能取得更长的总生存。

2. ERI-Cortes2011（305 研究）研究设计

在这个Ⅲ期开放标签临床研究中，局部复发或转移性女性乳腺癌患者分别（2：1）接受艾立布林（1.4 mg/ m^2，第 1 天和第 8 天静脉注射 2 ～ 5 分钟，21 天为 1 个周期）治疗或选择真实世界治疗。

主要入组标准：年龄大于 18 岁；晚期乳腺癌并有可测量病灶；接受过包含蒽环和紫杉类药物的 2 ～ 5 种化疗方案的治疗；最近一次化疗进展在 6 个月内；良好的骨髓、肝肾功能；ECOG 0 ～ 2 分；预期生存＞ 3 个月。

主要的排除标准：既往参加过艾立布林的临床研究；4 周内使用过任何联合研究药物；实验前 3 周内接受过化疗、放疗、靶向或内分泌治疗；明确的脑转移，但治疗后稳定的可以入组；既往的神经病变超过 2 级。

入组患者随机分组，按地理区域、先前的卡培他滨治疗和随机前 HER2 状态分层。主要终点是 ITT 人群的 OS。本研究（图 4-1）在 Clinical Trials. gov 注册，编号为 NCT00388726。

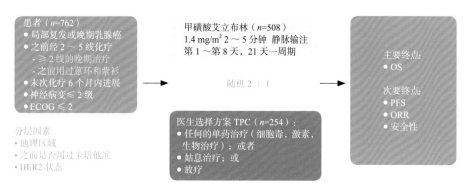

图 4-1　艾立布林 305 研究的研究设计

3. ERI-Cortes2011（305 研究）入组患者基线特征

共纳入 762 例患者，其中 508 例患者随机至艾立布林（实验组），254 例患者随机至医生选择的化疗治疗组（treatment of physician's choice，TPC）（对照组），两组人群年龄，患者分子分型，常见转移部位，侵犯器官数量，之前化疗线数及化疗中应用紫杉、蒽环、卡培他滨的比例，以及之前接受手术、放疗、内分泌治疗的患者基线比例均相似。其中三阴性乳腺癌（triple negative breast cancer，TNBC）患者人群，艾立布林组占 18%，TPC 组占 20%。305 研究纳入的患者人群更接近真实世界，对照组最常用的化疗药物是长春瑞滨、吉西他滨及卡培他滨（图 4-2）。

	Eribulin（n=508）	TPC（n=254）	Overall（n=762）
Age (years)	55.0（28～85）	56.0（27～81）	55.0（27～85）
Ethnic origin			
White	470 (93%)	233 (92%)	703 (92%)
Black	20 (4%)	14 (6%)	34 (4%)
Asian/Pacific Islander	3 (1%)	2 (1%)	5 (1%)
Other	15 (3%)	5 (2%)	20 (3%)
Geographical region			
North America/western Europe/Australia	325 (64%)	163 (64%)	488 (64%)
Eastern Europe	129 (25%)	64 (25%)	193 (25%)
Latin America/South Africa	54 (11%)	27 (11%)	81 (11%)
ECOG performance status			
0	217 (43%)	103 (41%)	320 (42%)
1	244 (48%)	126 (50%)	370 (49%)
2	39 (8%)	22 (9%)	61 (8%)
HER2 (combined FISH and IHC tests)*			
Positive	83 (16%)	40 (16%)	123 (16%)
Negative	373 (73%)	192 (76%)	565 (74%)
Unknown	4 (1%)	0	4 (1%)
Not done	48 (9%)	22 (9%)	70 (9%)
OR and PgR status			
OR and/or PgR positive	327 (64%)	162 (64%)	489 (64%)
OR and PgR negative	124 (24%)	63 (25%)	187 (25%)
Unknown	57 (11%)	29 (11%)	86 (11%)
OR, PgR, HER2 negative	93 (18%)	51 (20%)	144 (19%)
Most common metastatic sites			
Bone	306 (60%)	158 (62%)	464 (61%)
Liver	296 (58%)	159 (63%)	455 (60%)
Lymph nodes	220 (43%)	118 (46%)	338 (44%)
Lung	197 (39%)	95 (37%)	292 (38%)
Number of organs involved			
1	85 (17%)	35 (14%)	120 (16%)
2	172 (34%)	82 (32%)	254 (33%)
3	145 (29%)	77 (30%)	222 (29%)
≥4	104 (20%)	60 (24%)	164 (22%)
Number of previous chemotherapy regimens†			
1	1 (<1%)	0	1 (<1%)
2	65 (13%)	31 (12%)	96 (13%)
3	176 (35%)	83 (33%)	259 (34%)
4	166 (33%)	79 (31%)	245 (32%)
5	85 (17%)	51 (20%)	136 (18%)
≥5	13 (3%)	9 (4%)	22 (3%)
Median	4（1～7）	4（2～7）	4（1～7）
Previous chemotherapy‡			
Taxanes	503 (99%)	251 (99%)	754 (99%)
Anthracyclines	502 (99%)	250 (98%)	752 (99%)
Capecitabine	370 (73%)	189 (74%)	559 (73%)
Refractory to§			
Taxane	410 (81%)	204 (80%)	614 (81%)
Capecitabine	342 (67%)	174 (69%)	516 (68%)
Anthracycline	284 (56%)	156 (61%)	440 (58%)
Previous surgery	436 (86%)	216 (85%)	652 (86%)
Previous radiotherapy	420 (83%)	195 (77%)	615 (81%)

	Eribulin（*n*=508）	TPC（*n*=254）	Overall（*n*=762）
(Continued from previous page)			
Previous hormone therapy	430 (85%)	210 (83%)	640 (84%)
Number of previous hormone regimens			
1	220 (43%)	96 (38%)	316 (41%)
2	109 (21%)	65 (26%)	174 (23%)
3	60 (12%)	23 (9%)	83 (11%)
≥4	41 (8%)	26 (10%)	67 (9%)

Data are median (range) or n (%). One patient was randomly allocated to TPC, but returned and was rescreened and rerandomised to eribulin; this patient is included in the TPC group in the intention-to-treat population, excluded from the per-protocol population, and included in the eribulin group in the safety population. TPC=treatment of physician's choice. ECOG=Eastern Cooperative Oncology Group. HER2=human epidermal growth factor receptor 2. FiSH=fluorescence in-situ hybridisation. IHC=immunohistochemistry. OR=oestrogen receptor. PgR=progesterone receptor. *On the basis of local laboratory testing. †Patients who had received one or six or more previous chemotherapy regimens were excluded from the per-protocol population. ‡Patients who had not previously received a taxane or an anthracycline (unless contraindicated) were excluded from the per-protocol population; three of the eight patients who had not received a taxane had a contraindication, and five of the ten patients who had not received an anthracycline had a contraindication. §Refractory was defined as those who progressed on or within 6 months of receiving treatment.

Table 1: Demographic and baseline characteristics

注：TPC= 医生选择的治疗方法，ECOG= 东部肿瘤合作组，HER2= 人表皮生长因子受体 2，FISH= 荧光原位杂交，IHC = 免疫组织化学，OR = 雌激素受体，PgR = 孕激素受体。†既往接受过 1 个或 6 个以上化疗方案的患者被排除在符合方案人群之外。‡以前没有接受过紫杉烷或蒽环类药物（除非有禁忌证）的患者被排除在符合方案人群之外；8 例未接受紫杉烷类药物治疗的患者中有 3 例有禁忌证，10 例未接受蒽环类药物治疗的患者中有 5 例有禁忌证。§ 难治性是指在接受治疗后 6 个月内进展的患者。

图 4-2　艾立布林 305 研究的人口统计和基线特征

4. ERI-Cortes2011（305 研究）研究结果

本研究从 2006 年 11 月至 2008 年 11 月共入组 762 例患者，随机分为艾立布林组 508 例，TPC 组 254 例。TPC 组患者中 238 例（96%）接受化疗，按数量依次为长春瑞滨、吉西他滨和卡培他滨；另外 16 例（4%）的患者接受了内分泌治疗。患者中位治疗线数为 4 线，559（73%）的患者既往接受过卡培他滨的治疗。123 例（16%）为 HER2 阳性乳腺癌，144 例（19%）为三阴性乳腺癌，最常见的转移部位为骨和肝，386 例（51%）的患者转移部位超过 3 个器官。

艾立布林组的中位治疗时间为 3.9 个月（0.7 ～ 16.3）；其中 295 例（59%）接受了 5 个周期或更长的治疗（1 ～ 23 个周期）。TPC 组患者的中位治疗时间为 2.1 个月（0.03 ～ 21.2），激素治疗患者为 1 个月（0.8 ～ 6.2）。艾立布林组的 503 例患者中，分别有 28 例（6%）、248 例（49%）和 145 例（29%）出现了治疗中断、延迟和剂量减低；TPC 组的 238 例患者中，分别有 21 例（9%）、98 例（41%）和 63 例（26%）出现了治疗中断、延迟和剂量减低。

该研究达到了其主要研究终点，与 TPC 相比，艾立布林在总生存上有显著提高（*HR*=0.81，95% *CI* 0.66 ～ 0.99；*P*=0.041），艾立布林组中位总生存期为 13.1 个月（95% *CI* 11.8 ～ 14.3），TPC 组中位总生存期为 10.6 个月（95% *CI* 9.3 ～ 12.5）（图 4-3）；在 1 年生存率上，艾立布林组为 53.9%，TPC 组为 43.7%。根据分层因素进行的探索性分层分析显示，北美、西欧、澳大利亚地区的患者（488 例）中使用艾立布林比 TPC 有更长的总生存获益，在其他地区的亚组中并未见到相似的结论（图 4-4）。

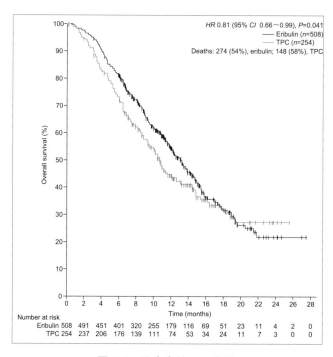

图 4-3　总生存的 K-M 分析

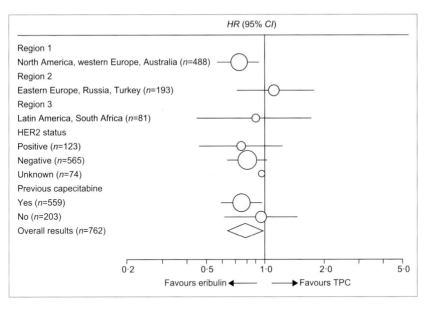

图 4-4　总生存分析的探索性亚组分析

　　分析包括了意向治疗人群，并不是方案预设。基于分层 Cox 分析，分层因素包括地理区域、HER2 状态和既往卡培他滨治疗。

　　在针对 ITT 人群的独立影像评估中，艾立布林组的中位无进展生存期为 3.7 个月（95% *CI* 3.3 ～ 3.9），TPC 组为 2.2 个月（2.1 ～ 3.4）（*HR*=0.87；95% *CI* 0.71 ～ 1.05；*P*=0.137）。在 ITT 人群的研究者评估中，有相似的中位无进展生存期，但两组间有统计学差异（*HR*=0.76，95% *CI* 0.64 ～ 0.90；*P*=0.002）。这可能是由于研究者删除的数据比独立影像评估删除的患者更少（127 例 *vs.* 241 例），导致研究者判断的进展事件比独立审查的多（635 例 *vs.* 521 例）。在符合方案人群中，也有相似的中位无进展生存期，且在独立影像和研究者的评估中，均显示出统计学的差异（图 4-5）。

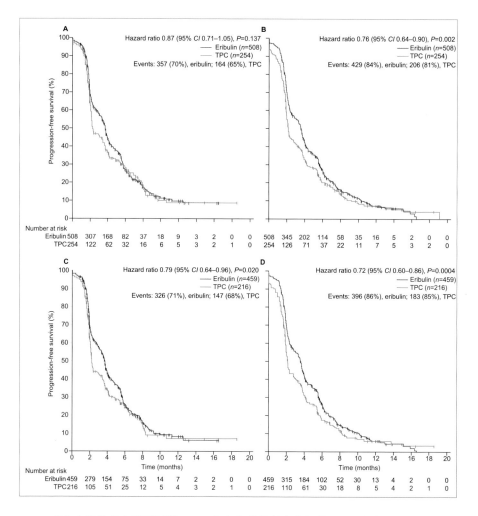

A：意向人群的独立影像评估；B：意向人群的研究者评估；C：符合方案人群的独立影像评估；D：符合方案人群的研究者评估。

图 4-5　无进展生存期的 K-M 分析

对于有可测量病灶患者的独立影像评估中，艾立布林组的患者有 57 例（12%）记录到客观反映，TPC 组患者仅有 10 例（5%）。观察发现艾立布林组有 3 例达到完全缓解（complete response，CR），而在 TPC 组没有观察到。艾立布林组中位反应时间为 4.2 个月（95% *CI* 3.8 ~ 5.0），

TPC 为 6.7 个月（6.7 ~ 7.0，P=0.159）；艾立布林组的临床获益率为 23%，TPC 仅为 17%（图 4-6）。

	Independent review			Investigator review		
	Eribulin	TPC	HR* (95% CI), P value	Eribulin	TPC	HR* (95% CI), P value
Progression-free survival						
Median (months)	3.7 (3.3~3.9)	2.2 (2.1~3.4)	0.87 (0.71~1.05), P=0.137	3.6 (3.3~3.7)	2.2 (2~2.6)	0.76 (0.64~0.90), P=0.002
Best overall tumour response						
Tumour response						
Complete response	3 (1%)	0··		1 (<1%)	0..	
Partial response	54 (12%)	10 (5%)··		61 (13%)	16 (7%)..	
Stable disease	208 (44%)	96 (45%)··		219 (47%)	96 (45%)..	
Progressive disease	190 (41%)	105 (49%)··		176 (38%)	97 (45%)..	
Not evaluable	12 (3%)	3 (1%)··		11 (2%)	5 (2%)..	
Unknown	1 (<1%)	0··		0	0..	
Objective response rate†	57 (12%; 9.4~15.5)	10 (5%; 2.3~8.4)	P=0·002‡	62 (13%; 10.3~16.7)	16 (7%; 4.3~11.9)	P=0.028‡
Clinical benefit rate§	106 (23%; 18.9~26.7)	36 (17%; 12.1~22.5)	··	130 (28%; 23.8~32.1)	43 (20%; 14.9~26.1)	··

Data for progression-free survival are median (95% CI), for tumour response are n (%), and for rates of objective response and clinical benefit are n (%; exact Pearson-Clopper two-sided 95% CI). Analysis of progression-free survival included the intention-to-treat population for both reviews (eribulin, n=508; TPC, n=254); analysis of best overall tumour response included the population with measurable disease as per Response Evaluation Criteria in Solid Tumours (eribulin, n=468; TPC, n=214). [15]TPC=treatment of physician's choice. HR=hazard ratio. HER2=human epidermal growth factor receptor 2. *HRs based on a Cox model including HER2 status, previous capecitabine treatment, and geographical region as strata; analysis of progression-free survival by independent and investigator review was protocol prespecified.†Objective response rate included complete response and partial response; analysis of objective response rate by independent and investigator review was protocol prespecified. ‡Fisher's exact test. §Clinical benefit rate included complete or partial response or stable disease of at least 6 months' duration; statistical analysis of clinical benefit rate was not prespecified in the protocol and was therefore not done.

Table 2: Progression-free survival and best overall tumour response as assessed by independent review and investigator review

注：经独立评估和研究者评估的无进展生存期和最佳总肿瘤反应无进展生存期的分析包括两项研究的意向治疗人群（艾立布林，n=508；TPC，n=254）；最佳总肿瘤反应分析包括根据实体肿瘤反应评价标准有可测量疾病的人群（艾立布林，n=468；TPC，n=214）。

图 4-6　艾立布林组与 TPC 组的评估对比

艾立布林组的严重不良事件发生率为 25%，TPC 组为 26%；导致治疗中止的不良事件艾立布林组 67 例（13%）和 TPC 组 38 例（15%）。两组最常见的不良事件是虚弱、疲劳和中性粒细胞减少症；大多数不良事件为 CTCAE 1 级或 2 级。使用艾立布林比使用 TPC 更常发生的 3 级或 4 级不良事件是中性粒细胞减少、白细胞减少和周围神经病变（图 4-7）。

	Eribulin (*n*=503)			TPC (*n*=247)		
	All grades	Grade 3	Grade 4	All grades	Grade 3	Grade 4
Haematological						
Neutropenia†	260 (52%)	106 (21%)	121 (24%)	73 (30%)	35 (14%)	17 (7%)
Leucopenia	116 (23%)	59 (12%)	11 (2%)	28 (11%)	12 (5%)	2 (1%)
Anaemia	94 (19%)	9 (2%)	1 (<1%)	56 (23%)	8 (3%)	1 (<1%)
Non-haematological						
Asthenia/fatigue	270 (54%)	41 (8%)	3 (1%)	98 (40%)	25 (10%)	0
Alopecia	224 (45%)	····	24 (10%)	····		
Peripheral neuropathy‡	174 (35%)	39 (8%)	2 (<1%)	40 (16%)	5 (2%)	0
Nausea	174 (35%)	6 (1%)	070 (28%)	6 (2%)	0	
Constipation	124 (25%)	3 (1%)	0	51 (21%)	2 (1%)	0
Arthralgia/myalgia	109 (22%)	2 (<1%)	0	29 (12%)	3 (1%)	0
Weight loss	107 (21%)	3 (1%)	0	35 (14%)	1 (<1%)	0
Pyrexia	105 (21%)	1 (<1%)	0	31 (13%)	1 (<1%)	0
Anorexia	98 (19%)	2 (<1%)	0	32 (13%)	3 (1%)	0
Headache	97 (19%)	2 (<1%)	0	29 (12%)	0	1 (<1%)
Diarrhoea	92 (18%)	0	0	45 (18%)	0	0
Vomiting	91 (18%)	4 (1%)	1 (<1%)	44 (18%)	3 (1%)	0
Back pain	79 (16%)	3 (1%)	1 (<1%)	18 (7%)	3 (1%)	1 (<1%)
Dyspnoea	79 (16%)	18 (4%)	0	31 (13%)	6 (2%)	1 (<1%)
Cough	72 (14%)	0	0	21 (9%)	0	0
Bone pain	60 (12%)	9 (2%)	0	23 (9%)	4 (2%)	0
Pain in extremity	57 (11%)	5 (1%)	0	25 (10%)	3 (1%)	0
Mucosal inflammation	43 (9%)	7 (1%)	0	25 (10%)	5 (2%)	0
Palmar-plantar erythrodysaesthesia	7 (1%)	2 (<1%)	0	34 (14%)	9 (4%)	0

Data are *n* (%). TPC=treatment of physician's choice. *Safety assessments were protocol prespecified and included the safety population (all patients randomly assigned to treatment groups who received either eribulin or TPC). †Data are adverse events as reported by the investigators. ‡Peripheral neuropathy includes neuropathy peripheral, neuropathy, peripheral motor neuropathy, polyneuropathy, peripheral sensory neuropathy, peripheral sensorimotor neuropathy, demyelinating polyneuropathy, and paraesthesia.

Table 3: Adverse events with an incidence higher than 10% in either treatment group*

图 4-7 两组中发生率高于 10% 的不良事件

5. 305 研究带来的思考

该Ⅲ期临床试验显示，与现有的化疗相比，艾立布林在临床上是安全有效的，且能显著地改善晚期多线治疗后乳腺癌患者的总生存，表明其可能成为一种新的治疗标准，但在转移后较早线治疗的疗效仍需进一步试验去评估。该研究还挑战了试验设计中现有的假设，并建议在对转移性乳腺癌患者进行新治疗评估时，延长总生存是一个现实的、可实现的目标。

二、ERI-Kaufman2015（301 研究）

301 研究是针对蒽环、紫杉治疗后局部晚期或转移性乳腺癌患者，应用艾立布林与卡培他滨对比的随机Ⅲ期、开放标签研究。旨在探索艾立布林应用于较早线是否会取得更加惊艳的效果。

301 研究虽然在主要终点上对比卡培他滨没有取得阳性结果，但是针对 mTNBC 患者亚组，艾立布林对比卡培他滨取得了疗效优势。为转移性三阴性乳腺癌提供了优选方案，也为后续的临床研究开拓了更多方向。

1. ERI-Kaufman2015（301 研究）研究背景及历程

近几十年来，转移性乳腺癌（metastatic breast cancer，MBC）患者的 OS 有所改善。但是长期生存率仍然很低，仍需要有效的、能改善生活质量（quality of life，QoL）和延长生存的新的治疗的出现。蒽环或紫杉类药物通常用于乳腺癌的（新）辅助治疗和转移后一线治疗。但是蒽环和紫杉类药物治疗失败后的标准治疗仍没有公认的方案。卡培他滨通常用于晚期乳腺癌的一线、二线和三线治疗，也经常被作为对照组用于晚期乳腺癌的Ⅲ期试验中。

艾立布林是一种非紫杉烷类微管动力学抑制剂，软海绵素类抗肿瘤药物。它的作用机制不同于其他微管靶向制剂，主要结合在微管正端生长的少量高亲和位点，它的高度特异性可能会降低艾立布林对正常细胞微管功能的影响。与大多数其他小管蛋白靶向药物相比，使用艾立布林阻断有丝分裂是不可逆的，间歇药物暴露会导致细胞活力的长期丧失。

在 305 研究中，已经显示出艾立布林在晚期 2～5 线患者治疗的总生存获益，且不良反应可控。艾立布林因此已经在 50 多个国家被批准单独使用，作为至少接受过包含蒽环和紫杉类药物的两线化疗失败的晚期乳腺癌患者。此研究旨在探索艾立布林治疗既往≤三线的晚期转移性乳腺癌患者。

2. 研究设计

入组标准：女性；大于 18 岁；组织学或细胞学证实的乳腺癌；既往化疗≤三线（针对晚期或转移性疾病治疗≤二线）；既往接受过含蒽环和紫杉类的药物；既往所有化疗或放疗导致的毒性不超过 1 级（除了 2 级的感觉神经病变和脱发）；ECOG 0～2；以及良好的骨髓和肝肾功能。可测量或不可测量的病灶都是允许的。

排除标准：既往接受过卡培他滨治疗；超过 30% 的骨髓放射治疗；HER2 阳性患者可以在研究治疗前或之后接受抗 HER2 靶向治疗，但在研究治疗期间不接受。

该试验按地理区域和 HER2 状况对患者进行分层。患者被随机 1：1 分为艾立布林 1.4 mg/m² 静脉注射，D1、D8，Q21d；或卡培他滨 1.25 g/m² 口服，Bid，d1～d14，Q21d。患者接受研究治疗直到疾病进展、不可接受的毒性或患者 / 研究者要求停止。卡培他滨的 3 级和 4 级毒副作用和某些 2 级毒副作用可以通过治疗中断和 / 或减量及对症治疗来控制。G-CSF 和 EPO 的使用是被允许的。

主要研究终点为 OS 和 PFS，次要研究终点包括客观缓解率；缓解持续时间；1 年、2 年和 3 年的生存率；安全性；生活质量；药代动力学 / 药效学关系（图 4-8）。（研究编号 No.E7389-G000-301；ClinicalTrials.gov identifier：NCT00337103）。

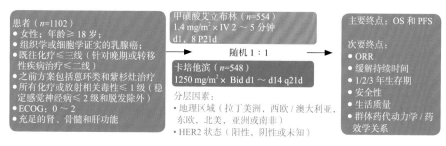

图 4-8　艾立布林 301 研究的研究设计

3. 研究结果

从 2006 年 9 月至 2009 年 9 月，1102 例患者被随机分配，554 例患者为艾立布林组，548 例患者为卡培他滨治疗组。基线患者人口统计学和疾病特征均衡。艾立布林和卡培他滨组的雌激素受体阳性患者分别为 46.8% 和 50.7%，三阴性患者分别为 27.1% 和 24.5%，68.5% 的患者为 HER2 阴性（图 4-9）。

艾立布林的中位 OS 为 15.9 个月（95% CI 15.2 ～ 17.6 个月），而卡培他滨的中位 OS 为 14.5 个月（95% CI 13.1 ～ 16.0 个月），HR=0.88（95% CI 0.77 ～ 1.00，P=0.056）；艾立布林组中位 PFS 为 4.1 个月（95% CI 3.5 ～ 4.3 个月），卡培他滨组中位 PFS 为 4.2 个月（95% CI 3.9 ～ 4.8 个月），HR=1.08（95% CI 0.93 ～ 1.25，P=0.3）（图 4-10）。

Table1. Patient Demographic and Baseline Clinical Characteristics (intent-to-treat population)

Characteristic	Eribulin (n = 554)		Capecitabine (n = 548)	
	n	%	n	%
Age, years				
Median	54		53	
Range	24~80		26~80	
Race				
White	496	89.5	495	90.3
Asian/Pacific Islander	18	3.2	18	3.3
Black or African American	15	2.7	16	2.9
Other	25	4.5	19	3.5
Geographic region				
Eastern Europe	307	55.4	305	55.7
Latin America	105	19	104	19
Western Europe	80	14.4	77	14.1
North America	44	7.9	43	7.8
Asia	13	2.3	12	2.2
South Africa	5	0.9	7	1.3
ECOG performance status				
0	250	45.1	230	42
1	293	52.9	301	54.9
2	11	2	16	2.9
3	0	0	1	0.2
No. of prior chemotherapy regimens				
0	1	0.2	0	0
1	147	26.5	153	27.9
2	319	57.6	314	57.3
3	84	15.2	78	14.2
4	3	0.5	2	0.4
5	0	0	1	0.2
No. of prior chemotherapy regimens for advanced disease				
0	116	20.9	104	19
1	280	50.5	293	53.5
2	154	27.8	146	26.6
> 2	4	0.7	5	0.9
Refractory to treatment with: *				
Taxane	250	45.1	260	47.4
Anthracycline	134	24.2	139	25.4
Taxane and anthracycline	91	16.4	103	18.8
HER2 status				
Positive	86	15.5	83	15.1
Negative	375	67.7	380	69.3
Not done	93	16.8	85	15.5
ER status				
Positive	259	46.8	278	50.7
Negative	233	42.1	216	39.4
Not done	62	11.2	54	9.9
PgR status				
Positive	227	41	234	42.7
Negative	262	47.3	248	45.3
Not done	65	11.7	66	12
Triple (HER2/ER/PgR) negative	150	27.1	134	24.5
Most common metastatic sites†				
Bone	299	54	308	56.2
Lung	279	50.4	280	51.1
Lymph nodes	268	48.4	274	50
Liver	247	44.6	271	49.5

(continued in next column)

Table1. Patient Demographic and Baseline Clinical Characteristics (intent-to-treatpopulation) (continued)

Characteristic	Eribulin (*n* = 554)		Capecitabine (*n* = 548)	
	n	%	n	%
No. of organs involved				
1	113	20.4	92	16.8
2	174	31.4	177	32.3
3	153	27.6	149	27.2
≥4	114	20.6	129	23.5
Missing	0	0	1	0.2
Site of disease‡				
Visceral	467	84.3	483	88.1
Nonvisceral only	81	14.6	61	11.1
Missing	6	1.1	4	0.7

Abbreviations：ECOG, Eastern Cooperative Oncology Group；ER, estrogen receptor；HER2, human epidermal growth factor receptor 2；PgR, progester-onereceptor.

*Refractory was defined as progression within 60 days after taking the last dose.

†Reported by at least 20% of the total population.

‡Visceral/nonvisceral was determined by independent assessment.

注：† 至少占总人口的 20%。

　　‡ 内脏 / 非内脏由独立影像评估决定。

图 4-9　患者人口学和基线临床特征（意向人群）难治性定义为末次治疗后 60 天内进展

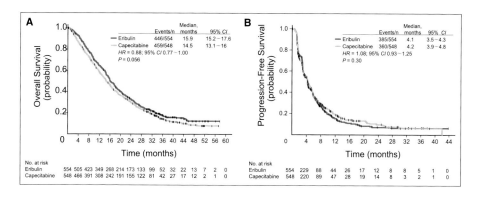

（A）总生存期和（B）无进展生存期的 K-M 曲线艾立布林和卡培他滨的 1 年、2 年和 3 年生存率分别为 64.4% 和 58%（*P*=0.04）、32.8% 和 29.8%（*P*=0.32）、17.8% 和 14.5%（*P*=0.18）。

图 4-10　艾立布林和卡培他滨 1 年、2 年和 3 年生存率总生存期和无进展生存期的 K-M 曲线

独立影像评估的 ORR 分别为艾立布林组 11%（95% *CI* 8.5 ～ 13.9）和卡培他滨组 11.5%（95% *CI* 8.9 ～ 14.5，*P*=0.85）；研究者评估的 ORR

分别为 16.1%（95% *CI* 13.1 ～ 19.4）和 19.9%（95% *CI* 16.6 ～ 23.5，*P*=0.1）（图 4-11）。

Table2. Best Overall Tumor Response As Assessed by Independent and Investigator Review (intent-to-treat population)

Response	Independent Review		Investigator Review	
	Eribulin (*n* = 554)	Capecitabine (*n* = 548)	Eribulin (*n* = 554)	Capecitabine (*n* = 548)
Tumorresponse				
CR				
No.ofpatients	1	0	4	10
%	0.2	0	0.7	1.8
PR				
No.ofpatients	60	63	85	99
%	10.8	11.5	15.3	18.1
Stabledisease				
No.ofpatients	313	303	332	278
%	56.5	55.3	59.9	50.7
Progressivedisease				
No.ofpatients	125	133	99	126
%	22.6	24.3	17.9	23.0
Notevaluable				
No.ofpatients	11	6	34	35
%	2	1.1	6.1	6.4
Unknown				
No.ofpatients	44	43	0	0
%	7.9	7.8	0	0
UnconfirmedCR/PR *				
No.ofpatients	—	—	21	16
%			3.8	2.9
Objectiveresponserate†				
No.ofpatients	61	63	89	109
%	11	11.5	16.1	19.9
95%*CI*	8.5～13.9	8.9～14.5	13.1～19.4	16.6～23.5
P‡		0.85		0.10
Clinicalbenefitrate§				
No.ofpatients	145	147	182	188
%	26.2	26.8	32.9	34.3
95% *CI*	22.6～30	23.2～30.7	29.0～36.9	30.3～38.4
P‡		0.84		0.61
Durationofresponse,months				
Median	6.5	10.8	6.5	6.7
95% *CI*	4.9～9	6.8～17.8	4.9～7.6	5.8～7.9
P‖		0.01		0.45

Abbreviations: CR, complete response; PR, partial response.
*PR/CR was confirmed as per RECIST in no less than 4 weeks, but bone scan was missing at confirmation visit required by a protocol amendment.
†Objective response rate included CR and PR.
‡Fisher's exact test.
§Clinical benefit rate was an exploratory end point and included CR, PR, or stable disease of at least 6 months in duration.
‖Unstratified log-rank test.

图 4-11 经独立影像和研究者评估的最佳总体肿瘤反应（意向人群）PR/CR 在不少于 4 周内
再次确认，但根据方案要求，骨扫描不需要确认

艾立布林的中位治疗周期为 6 个（1 ～ 65 个周期），中位治疗时间为 4.1 个月（0.7 ～ 45.1 个月）；卡培他滨的中位治疗周期为 5 个（1 ～ 61 个周期），中位治疗时间为 3.9 个月（0.7 ～ 47.4 个月）；相对剂量强度的艾立布林为 87%，卡培他滨为 86%。

在使用艾立布林和卡培他滨的患者中，分别有 94.1% 和 90.5% 的患者发生了不良事件（Adverse Event，AE），艾立布林组患者中有 17.5% 报道了严重不良事件（Severity Adverse Event，SAE），卡培他滨组中有 21.1%；分别有 2.2% 和 3.5% 的患者出现了危及生命的 AEs，分别有 13.4% 和 17% 的患者导致住院或延长住院时间。艾立布林组患者中，分别有 7.9%、32% 和 31.8% 的患者因 AEs 导致了停止、减少或延迟治疗，而在卡培他滨组中分别有 10.4%、31.9% 和 35.7%。4.8% 接受艾立布林的患者和 6.6% 接受卡培他滨的患者发生了致死的 AE（最后一次治疗后 30 天内），这些 AEs 被认为有与治疗相关，包括 5 例艾立布林组的患者（败血症、心包积液、猝死、中毒性肝炎和肾功能衰竭）和 4 例卡培他滨组的患者（败血症、肺炎、心源性休克和全血细胞减少）。

艾立布林最常见的 AE 是中性粒细胞减少、脱发、白细胞减少、全身周围神经病变和恶心。卡培他滨最常见的不良事件是手足综合征、腹泻和恶心。发热性中性粒细胞减少症在使用艾立布林（2%）和卡培他滨（0.9%）时发生率均较低。大多数 AEs 为 1 级或 2 级，艾立布林最常见的 3 级或 4 级 AEs 是嗜中性粒细胞减少、白细胞减少、虚弱和周围神经病变；卡培他滨为手足综合征、腹泻、嗜中性粒细胞减少、呼吸困难和无力。发生 3 ～ 4 级周围神经病变的比例分别为艾立布林的 7% 和卡培他滨组的 0.9%。艾立布林组的发生 3 ～ 4 级的周围运动神经病变、外围感觉运动神经病变和多神经病分别为 0.7%（3 级）、0.6%（3 级）和 0.6%（0.4% 的 3 级和 0.2% 的 4 级）；在卡培他滨组中，未出现相应的 3 ～ 4 级 AEs。最常见的导致停药的 AE（发生在 1% 的患者中）分别是艾立布林组的嗜中性白细胞减少（1.7%），卡培他滨组的手足综合征（2.2%）和呼吸困难（1.1%）。

在艾立布林组和卡培他滨组中，分别有 14.6% 和 3.6% 的患者接受了集落刺激因子治疗（图 4-12）。

Table3. Most Common Adverse Events (incidence of > 10% for all grades or > 2% for ≥ grade 3 in either arm; safety population)												
	Eribulin (n = 544)						Capecitabine (n = 546)					
	All Grades		Grade 3		Grade 4		All Grades		Grade 3		Grade 4	
Adverse Event	n	%	n	%	n	%	n	%	n	%	n	%
Hematologic												
Neutropenia	295	54.2	134	24.6	115	21.1	87	15.9	23	4.2	4	0.7
Leukopenia	171	31.4	73	13.4	9	1.7	57	10.4	10	1.8	1	0.2
Anemia	104	19.1	11	2	0	96	17.6	5	0.9	1	0.2	
Febrile neutropenia	11	2	8	1.5	3	0.6	5	0.9	2	0.4	3	0.5
Nonhematologic												
Alopecia	188	34.6					22	4				
Global peripheral neuropathy*	149	27.4	35	6.4	3	0.6	75	13.7	5	0.9	0	0
Nausea	121	22.2	1	0.2	0	0	133	24.4	9	1.6	0	0
Fatigue	91	16.7	11	2.0	0	0	84	15.4	12	2.2	1	0.2
Asthenia	83	15.3	22	4.0	1	0.2	79	14.5	20	3.7	0	0
Diarrhea	78	14.3	6	1.1	0	0	157	28.8	28	5.1	1	0.2
Pyrexia	70	12.9	2	0.4	0	0	31	5.7	3	0.5	0	0
Headache	69	12.7	4	0.7	0	0	57	10.4	2	0.4	1	0.2
Decreased appetite	68	12.5	3	0.6	0	0	81	14.8	9	1.6	0	0
Vomiting	65	11.9	1	0.2	1	0.2	92	16.8	12	2.2	0	0
Dyspnea	56	10.3	10	1.8	2	0.4†	59	10.8	16	2.9	5	0.9‡
Back pain	56	10.3	8	1.5	0	0	43	7.9	3	0.5	0	0
Bone pain	50	9.2	10	1.8	1	0.2	43	7.9	4	0.7	1	0.2
ALT increased	46	8.5	18	3.3	0	0	23	4.2	3	0.5	0	0
Hypokalemia	19	3.5	5	0.9	0	0	25	4.6	9	1.6	2	0.4
Hand-foot syndrome	1	0.2	0	0	0	0	246	45.1	79	14.5	0	0

NOTE. If a patient had ≥ two adverse events in the same system organ class or with the same preferred term with different Common Terminology Criteria for Adverse Events grades, the event with the highest grade was used for that patient.
*Defined as Standardized Medical Dictionary for Regulatory Activities Queries narrow and broad terms.
†Grade 5 events also occurred in four patients (0.7%).
‡Grade 5 events also occurred in three patients (0.5%).

注：如果一个患者在同一系统器官分类中有超过两个不良事件，或者有相同的首选术语和不同的不良事件级别的通用术语标准，则该患者使用最高级的事件。

† 艾力布林组 4 例（0.7%）患者发生了 5 级呼吸困难事件。

‡ 卡培他滨组 3 例（0.5%）患者发生了 5 级呼吸困难事件。

图 4-12 最常见的不良事件（发生率超过 10% 的所有级别 AE，或超过 2% 的 3 级及以上 AE）

4.301 研究带来的思考

艾立布林单药治疗可以有效治疗 MBC，与卡培他滨随机对照研究显示具有相似的 OS 与 PFS 结果，但艾立布林在三阴性和非内脏转移患者亚组分析中生存获益显著。

研究者认为转移性乳腺癌 OS 可能受多重治疗影响结果。

三、临床实践相关热点问题

问题 1：艾立布林应用于紫杉后，"三滨"（卡培他滨、长春瑞滨和卡培他滨）前是否合适？

关印： 305 研究中，对比医生选择的方案（TPC）中包含了"三滨"，结果显示，选择艾立布林要比选择"三滨"疗效好，但在 301 研究中，艾立布林直接对比卡培他滨是一个阴性结果，艾立布林与卡培他滨疗效相当。在实际临床中，"三滨"会用在前面，因为这三种药物不仅有单药治疗的研究数据，还有联合化疗的研究数据，对于身体状态好、肿瘤负荷大的患者，可以考虑联合化疗方案用于晚期乳腺癌二线、三线治疗。艾立布林目前的研究数据主要是单药治疗，在今后的临床研究后真实世界研究中，可以探索含艾立布林方案的联合治疗或艾立布林单药维持治疗的应用。

严颖： 对于艾立布林是否该用到"三滨"前，这是个需要多方面考虑的问题，不能一概而论，艾立布林上市给患者治疗多了一个化疗选择，艾立布林对比"三滨"是否有非常大的临床优势目前来说临床证据还不是很充分，4 种药物各有特点，但是在实际的临床应用中还是需要根据患者的实际情况进行选择，由于"三滨"上市时间长，临床医生使用经验更丰富。在紫杉类药物治疗之后，先选吉西他滨、长春瑞滨，还是卡培他滨也没有定论。目前艾立布林和"三滨"治疗地位，我认为应该是并驾齐驱的一个状态。

李瑛： 目前指南中，在紫杉耐药以后，一级推荐还是"三滨"，艾立布林放在二级推荐中，我认为艾立布林地位是在"三滨"之外多一个选择，301 研究对比卡培他滨在三阴性亚组的患者中更具优势，305 研究直

89

接对比含"三滨"在内的医生选择的方案（TPC），在后线治疗中，疗效是优于"三滨"的，这给我们在临床中往前线应用提供了信心。艾立布林是否放在"三滨"前应用，临床实践中需要选择患者，包括在哪类人群中更优，还是要做一线、二线治疗的临床试验，

万冬桂：艾立布林目前临床使用时还是选择三线及三线后的患者比较多，虽然临床研究数据显示越往前线应用效果越好，但实际选择时还需要考虑患者经济方面的原因。乳腺癌化疗药物选择范围广、品种多样，如白蛋白紫杉醇、铂类和"三滨"等，所以不会放到一线选择，但是随着艾立布林援助项目实施，我们也在往前线应用，目前我们中心有一个晚期二线患者，使用艾立布林，效果还是不错的，因此艾立布林放在二线治疗应用还是可行的，我们希望能够做点艾立布林二线治疗的临床研究，能够给同行带来一些临床用药依据！

问题 2：艾立布林在 TNBC 的研究数据的看法及未来临床应用前景？

严颖：针对艾立布林在三阴性乳腺癌的突出疗效，一方面是因为它是新的独特抗微管的作用机制，患者有一个新的化疗药物选择，对于 OS 有贡献多了一次机会，艾立布林给患者多了一份新希望。

万冬桂：针对三阴性乳腺癌中西医结合治疗的特色，化疗占据重要的角色，但三阴性乳腺癌长期化疗过程中，会发生一些相关的毒副反应，包括常见的血液学毒性、神经毒性、手足综合征等，针对这些毒副反应，中西医结合的方式能够一定程度的减轻和缓解，帮助三阴性乳腺癌患者顺利完成化疗，提高生活质量。对于多线治疗后的三阴患者，中医扶正抗瘤并重，食疗、心疗、运动疗法相结合，整体调理，细水长流，达到带瘤生存的目的！

杨俊兰： 305 研究中，艾立布林对比医生选择的方案（TPC），301 研究中，艾立布林对比卡培他滨，目前并没有艾立布林头对头直接对比"三滨"的临床研究。因此，直接将艾立布林在"三滨"前应用，证据不足。但在艾立布林的相关临床研究中，三阴性乳腺癌亚组显示出部分优势，临床实践中可以借鉴，有比较大的应用前景。

问题 3：艾立布林联合靶向及其他药物可能性建议？

李瑛： 对于联合用药方面，艾立布林具有独特的作用机制，类似微管类作用，它不单纯起到化疗作用，同时还有血管正常化作用，能够改善肿瘤微环境，改善血管灌注，这样就可以促使它去联合其他靶向或化疗药物。临床中有多西他赛和卡培他滨的联合，那么艾立布林在往前线应用过程中，联合卡培他滨是否也是一个思路，是否也会有更好的疗效呢？值得我们去获得更强的数据。在靶向联合方面，在 HER2+ 试验中联合抗 HER2 抗体是可行的，三阴性乳腺癌中联合 PD-1 抗体治疗，也是可以尝试的。

郝春芳： 根据目前欧美的诊治指南和专家共识，权衡治疗疗效和生活质量，推荐单药的序贯化疗为主。因此，在艾立布林的相关研究中，目的是为了确定艾立布林的疗效和安全性，对照组是以"三滨"为主的单药治疗方案。305 研究结果显示，与医生选择的方案（TPC）相比，艾立布林组获得了 OS 的显著延长，因而艾立布林单药治疗获批用于先前已接受至少 2 种化疗方案治疗转移性乳腺癌的治疗。但是在临床实践中，艾立布林是否可以联合使用，需要我们去进一步探索和验证。艾立布林是一个作用于微管类的药物，是一种高效的化疗药物，与其他化疗药物相似，也存在骨髓抑制等毒副反应，在 301 研究中，剂量强度可以达到 85%，说明尽管有骨髓抑制毒性导致剂量延迟，但恢复还是比较快的，对后续治疗影响不大。在联合治疗的策略上，尽量避免毒副反应的叠加。联合抗 HER2 靶向治疗，联合免疫治疗，从作用机制角度来说是可行的，相关临床研究正在尝试和验证，在临床实践中，可以进一步探索；联合化疗治疗，根据部分 II 期临床研究和真实世界研究经验，艾立布林降低剂量为 1 mg/m^2，提高患者耐受性。在实际临床工作中，用药还是受制于很多其他因素，包括经济因素，希望艾立布林相关研究后期能够带来更多的惊喜。

点评总结

邸立军： 在临床实践中如何定位艾立布林应用时机，具体放到"三滨"前，还是"三滨"后，其实并不是我们最关心的要点，在临床中，不同的治疗时机应用不同的药物，让它们发挥它独特的作用，"三滨"里包括长春瑞滨、卡培他滨，都是口服剂型，在临床中可以用于长期维持治疗，艾立布林在临床中对于难治，尤其三阴性乳腺癌治疗中在一线、二线、三线治疗还是有一定的优势，看到了临床疗效，并不一定需要区分孰先孰后，但是大家还是会认为紫杉之后艾立布林是一种可以选择的药物，根据实际情况去做出选择，我也认同用得越早，疗效越好，化疗药也不可能指望奇迹的发生。毒性方面，联合治疗时要考虑线数，尽量在早线联合，一线、二线联合化疗药更可取一些，另外怎么联合，剂量，以及联合什么药物都需要去做一些研究决定，这是一个方向。针对三阴性乳腺癌和卡培他滨的联合，或者跟其他药物的联合都需要开展研究，至于和靶向药物联合问题上，因为艾立布林是一种化疗药物，所以跟各种靶向药物联合都有可能，都要后期再做深入的研究。总之，艾立布林的上市，让我们在为数不多的化疗药物里多了一种选择。

参考文献

1. CORTES J，O'SHAUGHNESSY J，LOESCH D，et al. Eribulin monotherapy versus treatment of physician's choice in patients with metastatic breast cancer（EMBRACE）: a phase 3 open-label randomised study. Lancet，2011，377（9769）: 914-23.

2. KAUFMAN P A，AWADA A，TWELVES C，et al. Phase Ⅲ open-label randomized study of eribulinmesylate versus capecitabine in patients with locally advanced or metastatic breast cancer previously treated with an anthracycline and a taxane. J Clin Oncol，2015，33（6）: 594-601.

讲者：郝春芳（天津医科大学肿瘤医院）

主持及讨论：邸立军（北京大学肿瘤医院）

杨俊兰（中国人民解放军总医院）

万冬桂（中日友好医院）

李瑛（中国人民解放军总医院）

严颖（北京大学肿瘤医院）

关印（首都医科大学附属北京朝阳医院）

执笔：冉然（北京大学肿瘤医院）

北京乳腺病防治学会
BEIJING BREAST DISEASE SOCIETY

云间读书系列课程

从CBCSG-010到SYSUCC-001临床研究
—— 早期三阴性乳腺癌辅助卡培他滨治疗的思考

日期 2020/10/14（周三） 时间 16:00～17:20

大会主席

张 频
中国医学科学院肿瘤医院

大会讲者

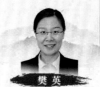

樊 英
中国医学科学院肿瘤医院

扫一扫看视频

讨论嘉宾

 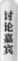

梁 旭
北京大学肿瘤医院

严 颖
北京大学肿瘤医院

特邀嘉宾

邸立军
北京大学肿瘤医院

张永强
北京医院

会议议程

时间	内容	讲者
16:00～16:10	主席致辞	张 频
16:10～16:40	从CBCSG-10到SYSUCC-001:早期三阴性乳腺癌(TNBC)辅助卡培他滨治疗的思考	樊 英
16:40～17:10	讨论: 早期 TNBC 的辅助治疗 1.卡培他滨是否仅用在新辅助治疗后non-PCR患者中? 2. 未行新辅助治疗的TNBC,是否可以 在辅助治疗中加用卡培他滨?与标准化疗(蒽环/紫杉类)同时使用还是序贯使用,使用时限(6-8 周期还是1 年)? 3. 辅助卡培他滨治疗是标准剂量化疗还是节拍化疗?用于淋巴结阳性高危患者还是淋巴结阴性患者?	讨论嘉宾: 梁 旭 严 颖 特邀嘉宾: 邸立军 张永强
17:10～17:20	点评与总结	

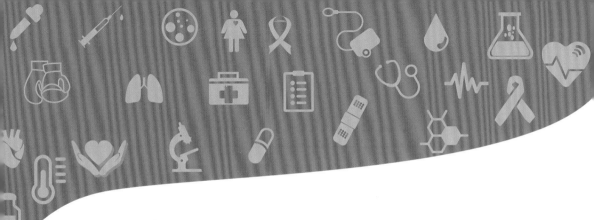

从 CBCSG-010 到 SYSUCC-001 临床研究

——早期三阴性乳腺癌辅助卡培他滨治疗的思考

　　三阴性乳腺癌（triple negative breast cancer，TNBC）占乳腺癌所有亚型的 12% ～ 17%，术后复发风险高，总生存期短，是一种高度异质性且预后凶险的疾病。三阴性乳腺癌患者如不治疗，从远处复发到死亡的中位生存时间只有 9 个月，而其他类型乳腺癌为 22 个月。TNBC 尚缺乏有效的治疗靶点，治疗手段有限，目前化疗仍是其主要的治疗手段。基于蒽环类和紫杉类药物的治疗是 TNBC 标准辅助化疗方案，也是目前唯一被证实能够降低 TNBC 复发风险和改善生存的辅助治疗方法。而围绕如何优化 TNBC 患者的术后辅助治疗，近年来越来越强调升阶梯治疗。已有许多研究尝试将晚期乳腺癌化疗的常用药物应用于早期 TNBC 的辅助化疗中，如蒽环类耐药晚期乳腺癌一线选择 TX 方案中的卡培他滨，它是一种口服形式的氟尿嘧啶前体药，可被高表达于乳腺癌中的腺苷磷酸化酶转化为具有细胞毒性作用的氟尿嘧啶，进而发挥抗肿瘤效应。由于其口服的便利性和较好的安全性，已进行了较多的探索。

一、前期相关临床研究

在对比蒽环或紫杉类药物基础上加入卡培他滨治疗中高危早期乳腺癌患者的疗效和安全性的研究中，FinXX 研究和 USO 研究受到了很多关注。

1.FinXX 研究

这项研究是由芬兰乳腺癌研究组（Finnish Breast Cancer Research Group，FBCG）开展的一项前瞻性大型、开放、多中心随机Ⅲ期临床试验，其入组标准为淋巴结阳性或者直径大于 2 cm、同时孕激素受体（progesterone receptor，PR）阴性的乳腺癌患者。对照组为每 3 周 1 个疗程的多西他赛（80 mg/m^2）治疗，共 3 个疗程；然后序贯每 3 周 1 个疗程的 CEF 方案治疗，共 3 个疗程（T → CEF）。试验组为每 3 周 1 个疗程的 TX 方案（卡培他滨 900 mg/m^2，Bid，d1 ～ 15）治疗，共 3 个疗程；然后序贯每 3 周 1 个疗程的 CEX 方案治疗，共 3 个疗程（TX → CEX）（图 5-1）。

FinXX 研究中位随访 3 年的结果显示，含卡培他滨的治疗显著提高了 3 年 PFS，使复发风险降低了 34%（HR=0.66，P=0.02）。但随着随访时间的延长，中位随访 5 年后，无复发生存（recurrence-free survival，RFS）或 OS 的获益消失（RFS：HR=0.79，95% CI 0.60 ～ 1.04，P=0.087；OS：HR=0.73，95% CI 0.52 ～ 1.04，P=0.08）（图 5-2）。

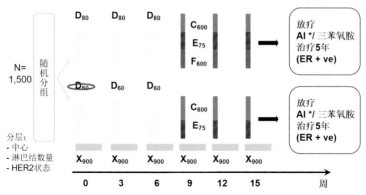

图 5-1　FinXX 研究设计

图片来源：JOENSUU H，KELLOKUMPU-LEHTINEN P L，HUOVINEN R，et al. Adjuvant capecitabine，docetaxel，cyclophosphamide，and epirubicin for early breast cancer：final analysis of the randomized FinXX trial.J Clin Oncol，2012，30（1）：11-18.

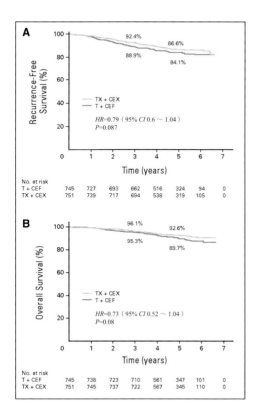

A：TX+CEX 和 T+CEF 治疗后 RFS；

B：TX+CEX 和 T+CEF 治疗后 OS。

图 5-2　TX+CEX 和 T+CEF 治疗后的 RFS 和 OS

图片来源：JOENSUU H, KELLOKUMPU-LEHTINEN P L, HUOVINEN R, et al. Adjuvant capecitabine，docetaxel，cyclophosphamide，and epirubicin for early breast cancer：final analysis of the randomized FinXX trial.J Clin Oncol，2012，30（1）：11-18.

进一步的亚组分析（图 5-3）显示：卡培他滨显著提高三阴性乳腺癌 RFS（*HR*=0.48，*P*=0.018），TNBC 患者复发风险下降达 50% 以上；并且 TNBC 患者死亡风险下降达 58%（OS：*HR*=0.42，*P* = 0.019）。

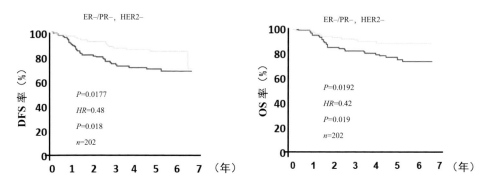

A：两组治疗后 TNBC 患者的 RFS；B：两组治疗后 TNBC 患者的 OS。

图 5-3　三阴性乳腺癌 RFS 和 OS 的亚组分析

图片来源：JOENSUU H，KELLOKUMPU-LEHTINEN P L，HUOVINEN R，et al. Adjuvant capecitabine，docetaxel，cyclophosphamide，and epirubicin for early breast cancer：final analysis of the randomized FinXX trial.J Clin Oncol，2012，30（1）：11-18.

2. USON01062 研究

本研究对比了蒽环序贯多西他赛或多西他赛联合卡培他滨的疗效。纳入 18 ～ 70 岁、可手术切除、未发生转移及淋巴结阳性（若淋巴结阴性：肿瘤大小＞ 2 cm 或者＞ 1cm 但 ER/PR 阴性）的早期高危乳腺癌患者。试验组为 AC-XT × 8 个周期治疗，对照组为 AC-T × 8 个周期。主要研究终点为 DFS，次要研究终点为 OS 和安全性（图 5-4）。

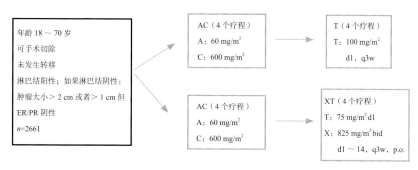

图 5-4　USON01062 研究设计

图片来源：O'SHAUGHNESSY J，KOEPPEN H，XIAO Y Y，et al. Patients with slowly proliferative early breast cancer have low five-year recurrence rates in a phase Ⅲ adjuvant trial of capecitabine. Clin Cancer Res，2015，21（19）：4305-4311.

2010 年 SABCS 上首次报道了该研究的阴性结果，AC-XT 试验组共入组 2611 例患者，随访 5 年后 DFS 风险比 $HR=0.84$（95% CI 0.67 ～ 1.05，P=0.125）。次要研究终点 OS 有统计学差异（HR=0.68，95% CI 0.51 ～ 0.92，P=0.011）（图 5-5）。

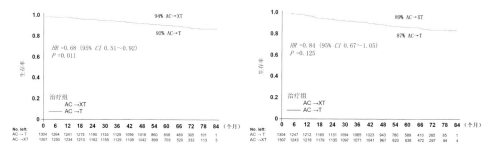

A：AC-XT 和 AC-T 方案治疗后的 DFS；B：AC-XT 和 AC-T 方案治疗后的 OS。

图 5-5　AC-XT 和 AC-T 方案 DFS 和 OS

图片来源：O'SHAUGHNESSY J，KOEPPEN H，XIAO Y Y，et al. Patients with slowly proliferative early breast cancer have low five-year recurrence rates in a phase Ⅲ adjuvant trial of capecitabine. Clin Cancer Res，2015，21（19）：4305-4311.

进一步的亚组分析发现，780 例 TNBC 联合 4 个疗程卡培他滨辅助治疗改善 5 年 OS（图 5-6）。

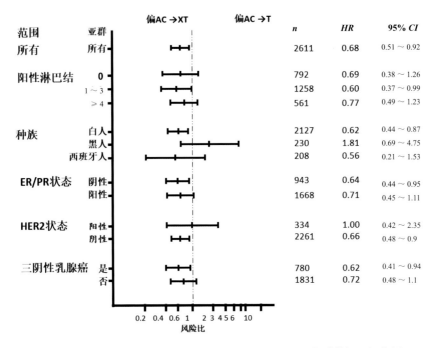

图 5-6　根据淋巴结、种族、激素受体、HER2 和三阴类型进行亚组分析

图片来源：O'SHAUGHNESSY J，KOEPPEN H，XIAO Y Y，et al. Patients with slowly proliferative early breast cancer have low five-year recurrence rates in a phase Ⅲ adjuvant trial of capecitabine. Clin Cancer Res，2015，21（19）：4305-4311.

以上 FinXX 研究及 USON01062 研究的亚组分析结果均提示淋巴结阳性患者可从联用卡培他滨的治疗中获益，卡培他滨在早期 TNBC 中有效，辅助化疗常规方案加用卡培他滨使早期 TNBC 患者生存获益显著。

另外一项荟萃分析纳入了 FinXX 和 USON01062 两项研究，结果显示卡培他滨在 ER 阴性患者中 DFS 获益显著（ HR =0.73，95% CI 0.56～0.94， P =0.017）（图 5-7）。

FinXX 及 USO 研究亚组分析结果显示淋巴结阳性患者可获益于联用卡培他滨的治疗方案（图 5-8）。

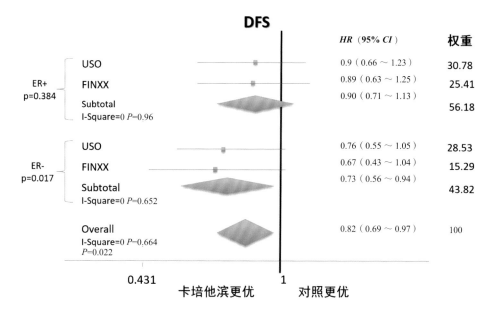

图 5-7　FinXX 和 USON01062 研究的 DFS 荟萃分析

图片来源：JIANG Y W，YIN W J，ZHOU L，et al. First efficacy results of capecitabine with anthracycline- and taxane-based adjuvant therapy in high-risk early breast cancer：a meta-analysis. PLoS One，2012，7（3）：e32474.

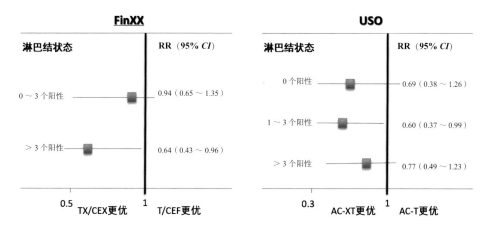

图 5-8　FinXX 和 USON01062 研究中淋巴结状态亚组分析

图片来源：1. JOENSUU H，KELLOKUMPU-LEHTINEN P L，HUOVINEN R，et al. Adjuvant capecitabine，docetaxel，cyclophosphamide，and epirubicin for early breast cancer：final analysis of the randomized FinXX trial.J Clin Oncol，2012，30（1）：11-18.

2. St. Gallen International Expert Consensus.Strategies for subtypes—dealing with the diversity of breast cancer：highlights of the St Gallen International Expert Consensus on the Primary Therapy of Early Breast Cancer 2011.Ann Oncol，2011，22（8）：1736-1747.

综上所述，辅助化疗常规方案加用卡培他滨总体是阴性结果，有可能在早期 TNBC 患者治疗中有效，但需要进一步验证。

3. Create-X 研究

卡培他滨在早期乳腺癌术后辅助治疗中第一个取得阳性结果的是 Create-X 研究。这是在日韩开展的多中心前瞻随机对照研究，纳入 910 例新辅助化疗后乳房仍有癌灶残留或腋窝淋巴结阳性的 HER2 阴性乳腺癌患者，随机分为卡培他滨强化辅助化疗 6～8 个周期和对照组（图 5-9）。

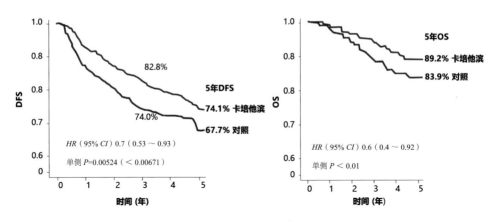

图 5-9 Create-X 研究设计

图片来源：SABCS 2015：Abstract S1-07。

研究结果显示，术后卡培他滨强化治疗 5 年 DFS 和 OS 均有显著获益。5 年的 DFS 卡培他滨强化组为 74.1%，对照组是 67.7%（*HR*=0.7，$P < 0.01$）。总生存率卡培他滨强化组 89.2%，对照组是 83.9%（*HR*=0.6，$P < 0.01$）（图 5-10）。

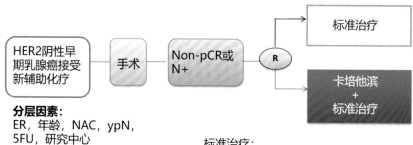

- **主要终点**: DFS
- **次要终点**:
    - OS
    - 从第一次术前化疗到复发或死亡的时间
    - 安全性
    - Cost-Effectiveness

A: 卡培他滨组和对照组 5 年 DFS; B: 卡培他滨组和对照组 5 年 OS。

图 5-10　卡培他滨强化治疗组和对照组的 DFS 和 OS

图片来源: MASUDA N, LEE S J, OHTANI S, et al. Adjuvant capecitabine for breast cancer after preoperative chemotherapy.N Engl J Med, 2017, 376 (22): 2147-2159.

　　亚组分析显示各个亚组均有获益。尤其对于 TNBC 人群, 卡培他滨相较对照组, 显著改善了 DFS (69.8% *vs.* 56.1%; *HR*=0.58; 95% *CI* 0.39 ~ 0.87) 与 OS (78.8% *vs.* 70.3%; *HR*=0.52; 95% *CI* 0.3 ~ 0.9)。可见 Create-X 研究总体的阳性结果中, TNBC 人群获益最大。

4. CI BOMA 研究

　　2018 年 SABCS 报告的 CI BOMA 研究, 在全球 8 个国家、地区 80 个研究中心随机入组了 876 例接受手术和化疗的早期三阴性乳腺癌患者, 并按 1 : 1 随机分组, 分别接受 8 个周期口服卡培他滨(448 例, 1000 mg/m², Bid, 持续 14 天, 每 3 周重复)或观察(428 例)。主要研究终点为 DFS (ITT 人群), 次要终点为 OS、亚组分析、安全性、生物标志物。该研究与 Create-X 研究不同的是，未对患者进行筛选，即允许患者进行或未进行过新辅助治疗。但相似的是 CI BOMA 研究和 Create-X 研究都是在患者标准辅助治疗结束后再加用卡培他滨来观察获益，而前述的 FinXX 和 USO 研究均是在术后辅助治疗中同步加用卡培他滨（图 5-11）。

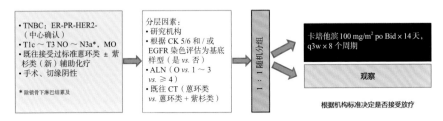

图 5-11 CI BOMA 研究设计

图片来源：MARTÍNEZ M T，BERMEJO B，HERNANDO C，et al. Breast cancer in pregnant patients：a review of the literature.Eur J Obstet Gynecol Reprod Biol，2018，230：222-227.

CIBOMA 研究的中位随访时间是 7.34 年，ITT 人群并没有看到两者之前存在差异（DFS：79.6% *vs.* 76.8%，*P*=0.135；OS：85.9% *vs.* 86.2%，*P*=0.623）（图 5-12）。

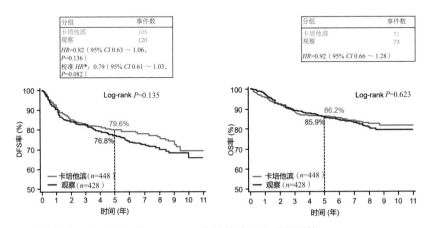

A：卡培他滨组和对照组的 DFS；B：卡培他滨组和对照组的 OS。

图 5-12 卡培他滨组和对照组的 DFS 和 OS

图片来源：MARTÍNEZ M T，BERMEJO B，HERNANDO C，et al. Breast cancer in pregnant patients：a review of the literature.Eur J Obstet Gynecol Reprod Biol，2018，230：222-227.

亚组分析显示，非基底样 TNBC 可能从卡培他滨术后辅助治疗中获益（DFS：82.6% *vs.* 72.9%，*HR*=0.53，*P*=0.02；OS：89.5% *vs.* 79.6%，*HR*=0.42，*P*=0.007），而淋巴结状态等其他临床病理特征并无显著差异（图 5-13）。

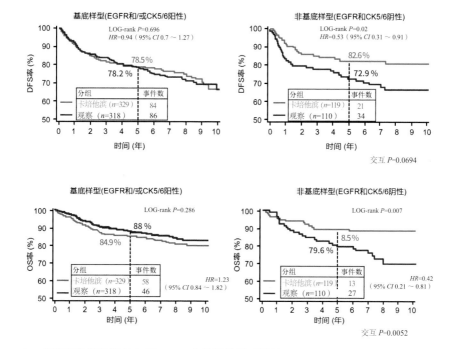

A：非基底样型亚组的 DFS；B：非基底样型亚组的 OS。

图 5-13　非基底样型 DFS 和 OS 的亚组分析

图片来源：MARTÍNEZ M T，BERMEJO B，HERNANDO C，et al. Breast cancer in pregnant patients：a review of the literature.Eur J Obstet Gynecol Reprod Biol，2018，230：222-227.

综合上述研究，卡培他滨在三阴性乳腺癌术后辅助治疗中已初露端倪。2019 年 SABCS 大会上报道了一项荟萃分析的结果。该项荟萃分析纳入了 12 项来源于 Medline 和大会进展中的在早期乳腺癌对比标准化疗和含 / 加卡培他滨方案的随机对照研究。其中在常规方案加上卡培他滨的研究（X add）7 项，在常规化疗中卡培他滨代替部分治疗的研究

（X instead）5 项。该荟萃分析结果显示，对于 DFS 和 OS 而言，常规辅助治疗中加用卡培他滨，仅仅只有 TNBC 这部分人群有获益，且总体获益较小。TNBC 患者加用卡培他滨治疗后获益最明显的是 OS（*HR*=0.78，95% *CI* 0.66 ～ 0.92），并且可以看出，该荟萃分析在 TNBC 中的阳性结果主要得益于 FinXX 研究和 Create-X 研究的结果（图 5-14）。

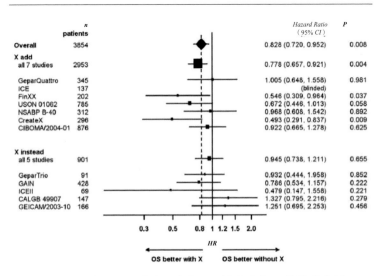

图 5-14　基于 12 项临床研究的三阴性乳腺癌 OS 的荟萃分析

图片来源：SABCS 2019：Abstract。

二、卡培他滨辅助治疗三阴性乳腺癌的临床研究

前述的多项临床研究结果，也激起了中国学者对于卡培他滨在乳腺癌辅助治疗中的研究兴趣。而前期的这些临床研究并没有专门针对三阴性乳腺癌患者而开展，因此，中国乳腺癌领域的肿瘤学家也将目光聚焦在了卡培他滨辅助治疗三阴性乳腺癌的临床研究中。其中，备受瞩目的两项重

磅级临床研究为 CBCSG-010 研究和 SYSUCC-001 研究。

1. CBCSG-010 研究

2019 年 SABCS 报道了首个在三阴性乳腺癌中开展的前瞻随机对照研究。这是复旦大学附属肿瘤医院邵志敏教授牵头的、中国乳腺癌临床研究协作组（CBCSG）开展的一项全国多中心、随机对照、Ⅲ 期试验 CBCSG-010（NCT01642771），旨在评估卡培他滨联合紫杉 / 蒽环类药物作为 TNBC 患者辅助治疗的有效性和安全性。而目前该研究的结果也已发表在 *J Clin Oncol* 上（图 5-15）。

（1）CBCSG-010 研究设计

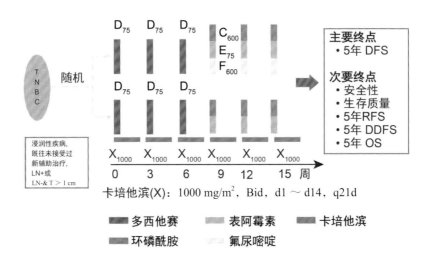

图 5-15　CBCSG-010 研究设计

图片来源：LI J，YU K，PANG D，et al. Adjuvant capecitabine with docetaxel and cyclophosphamide plus epirubicin for triple-negative breast cancer（CBCSG010）：an open-label，randomized，multicenter，phase Ⅲ trial. J Clin Oncol，2020，38（16）：1774-1784.

CBCSG-010 研究在中国 35 个中心进行，共纳入 636 例患者，其中 585 例 TNBC 患者符合入组标准并接受了治疗。患者随机分为两组，对照组（*n*=288）接受 3 个疗程多西他赛（T）序贯 3 个疗程氟尿嘧啶 + 表柔比星 + 环磷酰胺（FEC）方案，试验组（*n*=297）接受 3 个疗程卡培他滨 + 多西他赛（XT）方案序贯 3 个疗程卡培他滨 + 表柔比星 + 环磷酰胺（XEC）方案。主要终点是 5 年 DFS；次要研究终点包括 RFS、无远处转移生存（distant disease free survival，DDFS）、OS 和安全性。

（2）CBCSG-010 研究主要入组标准：① 18 ～ 70 岁女性；②术后无肿瘤残留的单侧浸润性乳腺癌；③腋窝淋巴结阳性（包括前哨淋巴结阳性和腋窝淋巴结清扫阳性），腋窝淋巴结阴性则原发肿瘤大小必须大于 1 cm；④组织学证实的 ER、PR 和 HER2 阴性状态，即免疫组织化学（IHC）分析和 HER2 IHC 0 ～ 1+ 或 IHC 2+ 原位杂交为阴性（无扩增）的 ER 和 / 或 PR < 10%；⑤无远处转移证据（M0）；⑥无周围神经病变；⑦ ECOG 0 ～ 1 级；⑧手术与入组的间隔 > 7 d 且 < 30 d；⑨正常的肾脏，心脏和肝功能，以及正常的血细胞计数。

（3）CBCSG-010 研究主要排除标准：①双侧乳腺癌或原位癌（D CI S/L CI S）；②远处转移；③肿瘤分期 > T4a；④既往接受新辅助治疗；⑤患有其他侵袭性恶性疾病（切除的基底细胞皮肤癌和原位宫颈癌除外）；⑥有生育能力且拒绝避孕措施，孕妇或哺乳期女性；⑦患有严重的心脑血管疾病、全身性疾病和 / 或无法控制的感染；⑧参加了其他临床试验及对治疗药物过敏。

（4）给药方案：卡培他滨治疗组予以卡培他滨加多西他赛（XT：卡培他滨 1000 mg/m^2，Bid，d1 ～ d14；多西他赛 75 mg/m^2；q3w）3 个周期，序贯卡培他滨 + 表柔比星 + 环磷酰胺（XEC：卡培他滨 1000 mg/m^2，Bid，d1 ～ d14；表柔比星 75 mg/m^2，环磷酰胺 500 mg/m^2；q3w）3 个周期。

对照组予以多西他赛（75 mg/m²；q3w）3 个周期，序贯氟尿嘧啶 + 表柔比星 + 环磷酰胺（T-FEC：氟尿嘧啶 500 mg/m²，表柔比星 75 mg/m²，环磷酰胺 500 mg/m²；q3w）3 个周期。化疗完成后，根据每个机构的实践对患者进行局部放疗。每 3 个月进行一次随访，随访时间至少 5 年，包括每 3 个月进行一次乳房和腹部超声检查，每年进行一次乳房 X 线和胸部 CT 检查。

（5）统计方法：招募为期 1.5 年（2012 年 6 月 4 日至 2013 年 12 月 27 日）；加入卡培他滨治疗后，5 年 DFS 率从 73% 增加到 83%（HR=0.59）；需要事件数 116 例，双边 I 型误差为 5%，检测到显著性差异的效能为 80%；假设随访丢失比例为 10%；需要 600 例患者随机分组；事件发生慢于预期；数据截至 2019 年 3 月 20 日；中位随访时间为 67 个月。

（6）患者分布（图 5-16）。

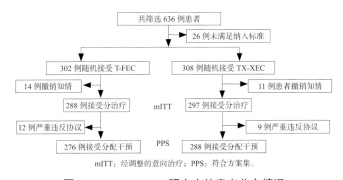

图 5-16　CBCSG-010 研究中的患者分布情况

图片来源：LI J，YU K，PANG D，et al. Adjuvant capecitabine with docetaxel and cyclophosphamide plus epirubicin for triple-negative breast cancer（CBCSG010）：an open-label，randomized，multicenter，phase Ⅲ trial. J Clin Oncol，2020，38（16）：1774-1784.

（7）入组患者基线特征

共筛选 636 例患者，其中有 26 例未满足纳入标准，随机分配后有

25 例撤销知情，经调整后的 ITT 人群（mITT）共 585 例患者，其中卡培他滨组 297 例，对照组 288 例。两组患者的人口和基线特征总体上平衡良好，56% 患者为绝经前状态，77% 接受了全乳切除，74% 患者接受了腋窝淋巴结清扫手术，34% 淋巴结阳性，47% 为 T1 期，超过 80% 患者的 Ki-67 ≥ 30%，50% 左右的患者组织学分级Ⅲ级。从手术到化疗的中位时间为 17.5 天。

（8）CBCSG-010 的研究结果。

1）主要终点：DFS。

在 mITT 人群中，卡培他滨组和对照组的 5 年 DFS 分别为 86.3% 和 80.4%（*HR*=0.66，95% *CI* 0.44 ～ 0.99；*P* = 0.044）（图 5-17）。

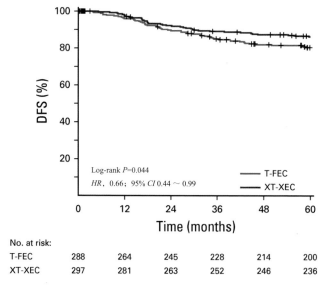

图 5-17　主要研究终点：T-FEC 和 XT-XEC 两组的 DFS

图片来源：LI J，YU K，PANG D，et al. Adjuvant capecitabine with docetaxel and cyclophosphamide plus epirubicin for triple-negative breast cancer（CBCSG010）：an open-label，randomized，multicenter，phase Ⅲ trial. J Clin Oncol，2020，38（16）：1774-1784.

2）次要终点：RFS、DDFS 和 OS。

在 mITT 人群中，卡培他滨组和对照组的 5 年 RFS 分别为 89.5% 和 83.1%（*HR*=0.59，95% *CI* 0.38 ～ 0.93，$P = 0.022$）；5 年 DDFS 分别为 89.8% 和 84.2%（*HR*=0.63，95% *CI* 0.4 ～ 1，$P = 0.048$）。两组间 OS 没有显著差异（93.3% *vs.* 90.7%；*HR*=0.67，95% *CI* 0.37 ～ 1.22，$P = 0.186$）（图 5-18）。

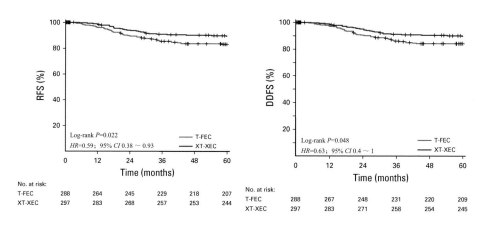

A：T-FEC 和 XT-XEC 两组的 RFS；B：T-FEC 和 XT-XEC 两组的 DDFS。

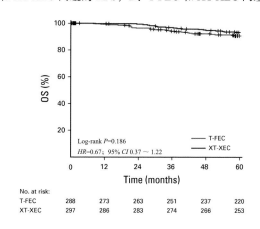

C：T-FEC 和 XT-XEC 两组的 OS。

图 5-18　次要研究终点：T-FEC 和 XT-XEC 两组的 RFS、DDFS 和 OS

图片来源：LI J，YU K，PANG D，et al. Adjuvant capecitabine with docetaxel and cyclophosphamide plus epirubicin for triple-negative breast cancer（CBCSG010）：an open-label，randomized，multicenter，phase Ⅲ trial. J Clin Oncol，2020，38（16）：1774-1784.

（9）CBCSG-010 研究亚组分析：淋巴结阳性、肿块较大、TNM 分期较晚、肿瘤分级更高的患者 DFS 获益更明显。但由于并未对亚组分析进行预设分层，因此仍应谨慎看待这样亚组分析的结果（图 5-19）。

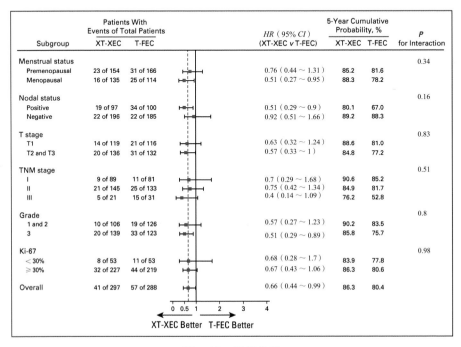

图 5-19　亚组分析

图片来源：LI J，YU K，PANG D，et al. Adjuvant capecitabine with docetaxel and cyclophosphamide plus epirubicin for triple-negative breast cancer（CBCSG010）：an open-label，randomized，multicenter，phase Ⅲ trial. J Clin Oncol，2020，38（16）：1774-1784.

（10）事件数：分析截止到 2019 年 3 月 20 日，中位随访时间为 67 个月。共发生了 98 个事件（对侧乳腺，第二原发，远处或局部复发和死亡）；对照组 57 例（19.8%），卡培他滨组 41 例（13.8%）。无论是局部复发、远处复发或死亡，加用卡培他滨治疗后的发生事件数都不同程度有所下降（表 5-1）。

表 5-1　mITT 人群中两组的发生事件情况

	T-FEC（288）	XT-XEC（297）
	n（%）	n（%）
任意事件	57（19.8）	41（13.8）
次要终点	4	5
对侧乳房	5	6
局部复发	18	7
同侧乳房 / 胸壁	13	5
区域淋巴结	8	3
远处复发	37	29
肝	3	7
肺	17	14
骨	6	7
其他	27	14
死亡 *	26	19

* 累积数量。

2. SYSUCC-001 研究

　　三阴型乳腺癌预后差，有效的系统治疗可以降低乳腺癌的复发风险。节拍化疗通过阻断肿瘤组织的血管生成并且激发体内的免疫应答达到降低肿瘤转移风险的目的，可能成为降低 TNBC 远处转移的一个选择。而卡培他滨作为一种口服的化疗药物，疗效好，不良反应少，是节拍化疗的理想药物选择。基于这样的研究背景，中山大学肿瘤防治中心袁中玉教授牵头了一项多中心、随机对照、旨在比较早期三阴性乳腺癌患者在标准治疗后进行或不进行卡培他滨节拍维持化疗的疗效和安全性的Ⅲ期临床研究——SYSUCC-001研究（NCT01112826）。2020年ASCO大会上SYSUCC-001研究作为入选的12项研究之一进行了口头报道，其研究结果已发表于 *JAMA*（图5-20）。

（1）SYSUCC-001研究设计

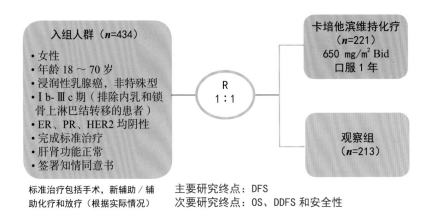

图 5-20　SYSUCC-001 研究设计

图片来源：WANG X，WANG S S，HUANG H，et al. Effect of capecitabine maintenance therapy using lower dosage and higher frequency vs observation on disease-free survival among patients with early-stage triple-negative breast cancer who had received standard treatment：the SYSUCC-001 randomized clinical trial.JAMA，2021，325（1）：50-58.

研究入组了434例可手术TNBC患者，在完成标准的局部和系统性治疗后，随机分配接受卡培他滨650 mg/m² Bid节拍化疗维持治疗1年或单纯观察。主要终点为DFS，次要终点包括DDFS、OS和安全性。

（2）SYSUCC-001研究主要入组标准：①年龄≥18岁；②可手术切除的ⅠB-ⅢB期原发性浸润性导管癌；③手术切缘必须无残留（LCIS除外），同侧腋窝切取淋巴结数目必须在6个以上；④ER、PR和HER2免疫组化阴性，HER2++者需经FISH证实；⑤完成了推荐的化疗方案化疗及放疗（符合条件者）；⑥ECOG 0～1级；⑦无远处转移；⑧器官功能正常，包括骨髓功能、肾功能、肝功能和心脏功能。

（3）SYSUCC-001 研究主要排除标准：①双侧乳腺癌，炎性乳癌；②锁骨上或内乳淋巴结阳性；③既往乳腺癌病史；④患有其他侵袭性恶性疾病，除外子宫颈癌、皮肤鳞状上皮癌或皮肤基底细胞癌；⑤孕妇或哺乳期妇女；⑥拒绝在卡培他滨治疗期间避孕；⑦接受任何性激素治疗；⑧吸收不良综合征。

（4）给药方案：试验组予以卡培他滨节拍化疗，剂量为 650 mg/m^2 Bid 口服，持续 1 年，对照组为临床常规观察。

（5）推荐化疗方案：患者至少接受 4 个疗程的化疗（表 5-2）。

表 5-2　SYSUCC-001 研究中推荐的化疗方案

方案	（药物名称）	剂量（mg/m^2）
AC	多柔比星 / 环磷酰胺	60/60
EC	表柔比星 / 环磷酰胺	75 ～ 90/600
FAC	5- 氟尿嘧啶 / 多柔比星 / 环磷酰胺	500/50/500
FEC	5- 氟尿嘧啶 / 多柔比星 / 环磷酰胺	500/75 ～ 90/500
TAC	多烯紫杉醇 / 多柔比星 / 环磷酰胺	70 ～ 75/50/500
TEC	多烯紫杉醇 / 多柔比星 / 环磷酰胺	70 ～ 75/75/500
AC-P	多柔比星 / 环磷酰胺→每周或 3 周紫杉醇	60/600 → 80（qw），175（q3w）
EC-P	表柔比星 / 环磷酰胺→每周或 3 周紫杉醇	75 ～ 90/600→80（qw），175（q3w）
AC-WP	多柔比星 / 环磷酰胺→紫杉醇（剂量密集）	60/600 → 175（q2w）
FEC-T	5- 氟尿嘧啶 / 表柔比星 / 环磷酰胺→每 3 周多烯紫杉醇	500、75 ～ 90、500 → 70 ～ 75
TC	多烯紫杉醇 / 环磷酰胺	70 ～ 75、600

（6）入组患者基线特征

研究共纳入434例患者,随机分配后卡培他滨组221例,对照组213例。两组患者分组基线特征基本一致，淋巴结状态为阴性的患者为 61.1% 和 62.4%，肿瘤大小 T1 的患者分别为 35.7% 和 37.1%，T2 的患者为 55.2% 和 58.2%,组织学分级为 3 级的患者均在 70% 以上。Ki-67 ＜ 30% 的患者中，卡培他滨组为 19.9%，观察组为 26.8%。

（7）SYSUCC-001 研究结果

1）主要终点 DFS：中位随访 61 个月后，卡培他滨对比观察组观察到 5 年 DFS 率的显著提高（83% *vs.* 73%，*HR*=0.64，*P*=0.03）（图 5-21）。

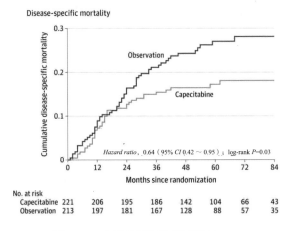

图 5-21　卡培他滨组和观察组的 DFS

图片来源：WANG X，WANG S S，HUANG H，et al. Effect of capecitabine maintenance therapy using lower dosage and higher frequency vs observation on disease-free survival among patients with early-stage triple-negative breast cancer who had received standard treatment：the SYSUCC-001 randomized clinical trial.JAMA，2021，325（1）：50-58.

2）次要终点 DDFS、OS：5 年 DDFS 率，卡培他滨组也显著更优（85% *vs.* 76%，*HR*=0.6，*P*=0.02）。然而，两组的 5 年 OS 无显著差异（86% *vs.* 81%，*HR*=0.75，*P*=0.22）（图 5-22）。

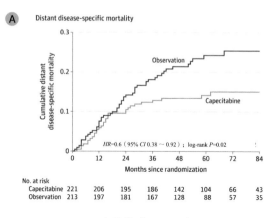

A：卡培他滨组和观察组的 DDFS。

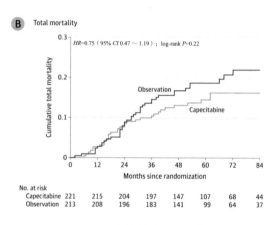

B：卡培他滨组和观察组的 OS。

图 5-22　卡培他滨组和观察组的 DDFS、OS

图片来源：WANG X，WANG S S，HUANG H，et al. Effect of capecitabine maintenance therapy using lower dosage and higher frequency vs observation on disease-free survival among patients with early-stage triple-negative breast cancer who had received standard treatment：the SYSUCC-001 randomized clinical trial.JAMA，2021，325（1）：50-58.

（8）SYSUCC-001 的亚组分析：对于肿瘤大小≤ 2 cm、淋巴结阴性、无脉管癌栓的患者，卡培他滨节拍化疗组的 DFS 获益优于观察组。但该研究未预设分层因素，其亚组分析的结果仍需谨慎解读（图 5-23）。

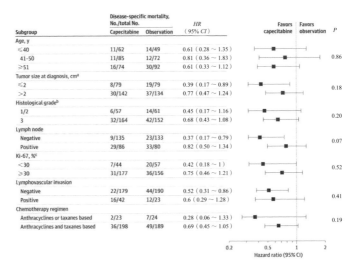

Subgroup	Disease-specific mortality, No./total No.		HR (95% CI)		P
	Capecitabine	Observation			
Age, y					
≤40	11/62	14/49	0.61（0.28～1.35）		
41-50	11/85	12/72	0.81（0.36～1.83）		0.86
≥51	16/74	30/92	0.61（0.33～1.12）		
Tumor size at diagnosis, cmª					
≤2	8/79	19/79	0.39（0.17～0.89）		0.18
>2	30/142	37/134	0.77（0.47～1.24）		
Histological gradeᵇ					
1/2	6/57	14/61	0.45（0.17～1.16）		0.20
3	32/164	42/152	0.68（0.43～1.08）		
Lymph node					
Negative	9/135	23/133	0.37（0.17～0.79）		0.07
Positive	29/86	33/80	0.82（0.50～1.34）		
Ki-67, %ᶜ					
<30	7/44	20/57	0.42（0.18～1）		0.52
≥30	31/177	36/156	0.75（0.46～1.21）		
Lymphovascular invasion					
Negative	22/179	44/190	0.52（0.31～0.86）		0.41
Positive	16/42	12/23	0.6（0.29～1.28）		
Chemotherapy regimen					
Anthracyclines or taxanes based	2/23	7/24	0.28（0.06～1.33）		0.19
Anthracyclines and taxanes based	36/198	49/189	0.69（0.45～1.05）		

图 5-23　亚组分析结果

图片来源：WANG X，WANG S S，HUANG H，et al. Effect of capecitabine maintenance therapy using lower dosage and higher frequency vs observation on disease-free survival among patients with early-stage triple-negative breast cancer who had received standard treatment：the SYSUCC-001 randomized clinical trial.JAMA，2021，325（1）：50-58.

SYSUCC-001 研究结果证明了卡培他滨 1 年节拍化疗维持治疗显著改善可手术 TNBC 患者 DFS。并且卡培他滨 1 年节拍化疗安全可耐受、可预期，未观察到预料外的严重不良事件。

总结以上所述的临床研究，首先，考虑三阴性乳腺癌术后可以给予卡培他滨强化治疗,用于新辅助化疗后non-PCR的患者(CREATE-X 研究)，以及未行新辅助化疗的患者（FinXX、USO、荟萃分析、CBCSG-010、SYSUCC-001 研究 ）。其次，对于卡培他滨治疗的时机及适用人群，根据 FinXX、USO 和 CBSCG-010 研究较为一致的结论，考虑予以高危患者与标准术后化疗同步卡培他滨的治疗；而对于标准术后治疗后维持治疗的患者来说，由于 CIBOMA 和 SYSUCC-001 研究得出的不同结果，尤其是非基底样或早期小肿块人群，卡培他滨的应用仍然未有定论。再次，关于卡培他滨的剂量及治疗周期，若与标准术后辅助化疗同步使用时，是参照 FinXX、USO 和 CBSCG-010 研究的常规剂量 4 个周期或者 6 个周期，还是配合目前常用的术后辅助 AC-T 方案予以 8 个周期卡培他滨治疗，尚无结论；若是术后标准治疗后予以卡培他滨治疗的患者，根据 CIBOMA 和 SYSUCC-001 研究，是常规剂量 8 个周期，还是节拍化疗 1 年，也存有疑问。最后，由于目前在 TNBC 患者辅助卡培他滨治疗的临床研究中，获得阳性结果的主要是 CBSCG-010 和 SYSUCC-001 这两项针对中国人的研究，CREATE-X 研究也是针对亚太人群，因此更应考虑人种差异对于卡培他滨疗效的影响。期待将来更多可靠的临床研究结果证实卡培他滨在乳腺癌辅助治疗领域的价值。

三、临床实践相关的热点问题——早期 TNBC 的辅助治疗

问题 1：卡培他滨是否仅用在新辅助治疗后 non-PCR 患者中？

严颖：CREATE-X 临床研究，是针对三阴性乳腺癌新辅助治疗后 non-PCR 患者的后续强化治疗，是到目前为止，循证医学证据最充分的一项临床研究。该研究纳入的是 HER2 阴性乳腺癌患者，其中 HR+/HER2– 这一亚型从辅助内分泌治疗可能获益更多，所以我们更关注三阴性乳腺癌这一人群。另外，尽管 HR+ 乳腺癌可从辅助内分泌治疗中获益，但其中的一些特殊人群，如 HR 低表达（1%~9%）的这部分患者在新辅助治疗后 non-PCR，则后续的卡培他滨强化治疗可考虑选择应用。但是 CREATE-X 研究对临床实践影响最大的还是三阴性乳腺癌患者，若这类患者新辅助治疗之后 non-PCR，那么术后辅助治疗可予以标准剂量卡培他滨作为后续强化治疗。

> 问题 2：未行新辅助治疗的 TNBC，是否可以在辅助治疗中加用卡培他滨？与标准化疗（蒽环 / 紫杉类）同时使用，还是序贯使用，使用时限（6 ～ 8 周期还是 1 年）？

梁旭： CBCSG-010 和 SYSUCC-001 这两项临床研究使卡培他滨的老药新用再起波澜，吸引了我们的关注。辅助化疗中卡培他滨的用法，在既往的临床研究里主要是两种方式，一种是在辅助化疗中加用卡培他滨；另一种是在标准辅助治疗结束后序贯卡培他滨。SYSUCC-001 和 CIBOMA 临床研究中卡培他滨用法不同，但结果具有一致性。CIBOMA 研究讨论了非基底型和基底型乳腺癌，非基底型人群的 DFS 和 OS 有改善，但对于基底型却不然。SYSUCC-001 研究在小肿块、淋巴结阴性的亚组分析中获得了阳性结果。CIBOMA 研究中淋巴结阴性占 64% 左右，*HR*=0.68，P 无统计学差异，但随着淋巴结个数增多，HR 值增加，和 SYSUCC-001 研究有异曲同工之妙。我认为标准化疗结束后序贯卡培他滨更适用于低风险及应延长治疗疗程的患者。FinXX 研究和 CBCSG-010 研究入组的均为高危人群，但 FinXX 研究中淋巴结阴性患者占 11%，CBCSG-010 研究淋巴结阴性达到了 60%，两项研究入组人群的差异可能对 DFS 的改善产生了影响，使 CBCSG-010 的结果未达到预期。因此对于高危人群，术后辅助化疗中加用卡培他滨可能更有获益，而对于低危三阴性乳腺癌的人群，标准辅助治疗后序贯卡培他滨治疗更有获益。

邱立军： 三阴性乳腺癌具有很强的异质性。CIBOMA 和 SYSUCC-001 两项研究中，亚组分析都得出了与临床实践中不太一致的结果，如临床上一般认为基底型预后差，而 CIBOMA 亚组分析的结果却不然；SYSUCC-001 研究结果显示肿瘤越小获益越大，也与临床实际不太相符，可能与试验设计或非预设的亚组分析相关，因此该研究结论可能还不足以具有说服力。此外，该研究中辅助化疗的方案并不统一，有 AC、EC 等多种方案，因此研究结论的参考价值有待考量。当然，不除外该亚组分析的结果为一种新发现的现象，但这种现象需要通过重复才能够挑战当前对三阴性乳腺癌的认识。因此对于这两项研究亚组分析的结果仍需持谨慎态度，尚不能完全遵从。

樊英：首先，基于 FinXX 研究亚组分析结果、USO 临床研究、荟萃分析结果及 CBCSG-010 研究，我认为高危患者应予以卡培他滨升阶梯治疗。不能仅依靠 SYSUCC-001 研究结果的亚组分析就判定低危三阴性患者也要卡培他滨升阶梯治疗，亚组分析的影响因素非常多，如邸立军教授提到的前期化疗方案的影响。在 SYSUCC-001 研究中，对于淋巴结阴性的患者，在实验组和对照组的例数较少且辅助化疗方案不统一的情况下，可能会导致研究结果的不可靠。因此目前 SYSUCC-001 研究的结果可能还不够充分用来指导临床实践。后续可以考虑进行 EGFR 和 CK5/6 的分析。既然 SYSUCC-001 研究在试验设计上与 CIBOMA 研究有一定的相似之处，如果 SYSUCC-001 研究能够重复 CIBOMA 研究中非基底样型的结果，那么结合这两项研究的结果就可以确定标准治疗后序贯卡培他滨治疗的适用人群，就能有更加充分的证据。

问题 3：辅助卡培他滨治疗是标准剂量化疗还是节拍化疗？用于淋巴结阳性高危患者，还是淋巴结阴性患者？

张永强：目前针对术后辅助卡培他滨治疗的研究较多但结论的一致性较差，各个研究的用药不同，用药的方式也不同。对于淋巴结阳性、高复发风险的三阴性乳腺癌患者，特别是完成新辅助治疗后未达 pCR 患者，我会更倾向于在常规的标准治疗之后予以 6～8 个周期强化的卡培他滨治疗。但是对于 SYSUCC-001 研究的结果，淋巴结阴性、小肿块的低危患者获益更多，这个结果目前很难解释，可能与节拍化疗这样的治疗方式和独特的作用机制有关。对于年龄较大或者体质偏弱的患者，无法予以标准的剂量强度化疗的时候，可考虑后续应用节拍化疗 1 年的方式，但具体是否有获益需要对该研究长期随访及其他研究结果的进一步印证。

张频：SYSUCC-001 研究虽然得出了阳性的结果，但是由于辅助治疗的人群和辅助化疗方案选择方面差异性较大，所以本人对卡培他滨节拍治疗在辅助治疗的应用仍然持谨慎态度，希望有机会与研究者共同讨论，了解更细化的数据。另外，CBCSG-010 研究中选择的是 XT-XEC 共 6 个周期的方案，长期随访得到了阳性结果。在目前临床实践中最常用的是 EC-T*8 个周期辅助方案，较少使用 TXT 序贯 FEC 方案。前期的研究已证实 5-FU 在辅助治疗中的价值甚微。但是在 CBCSG-010 研究和 FinXX 研究中均使用的是 TXT 序贯 FEC 方案。所以对于 CBCSG-010 研究的阳性结果，我们是否要改变辅助治疗方案的选择呢？

严颖：首先，SYSUCC-001 临床研究对辅助 / 新辅助治疗方案没有进行规定，在标准治疗之后予以卡培他滨节拍治疗。CBCSG-010 研究应用的是 XT-XEC 方案治疗。而在目前临床实践中，最常用的是以蒽环和紫杉类药物为基础的辅助化疗，如 AC 序贯 T 的 8 个周期方案。虽然 CBCSG-010 研究的得出了阳性结果，但目前基于蒽环和紫杉类药物的辅助化疗方案没有发生改变。观察这两项研究对照组的情况，实际上两项研究入组的人群淋巴结阴性的比例是相似的，但是两项临床研究对照组的 5 年 DFS 有差别。对于 SYSUCC-001 临床研究，对照组 5 年 DFS 为 73%，而 CBCSG-010 研究达到了 80%。所以可能因为 CBCSG-010 研究纳入的患者都进行了蒽环和紫杉类药物治疗，而对于 SYSUCC-001 研究，由于最终结果尚未公布，但有可能部分患者只用了蒽环，或者只用了多西他赛＋环磷酰胺，而没有用蒽环，可能对于三阴性乳腺癌辅助治疗而言，蒽环和紫杉类药物更为重要。对于卡培他滨的应用，应在标准的蒽环和紫杉类药物治疗的基础上再考虑是否加用。其次，辅助治疗的安全性很重要，所以临床上在应用蒽环序贯紫杉类的时候，可能要考虑紫杉类药物的剂量，AC-T 方案中多西他赛常用剂量为 100 mg/m^2，但是 CBCSG-010 研究由于要联合卡培他滨，所以多西他赛的剂量减至 75 mg/m^2。因此三阴性乳腺癌辅助治疗中蒽环和紫杉序贯使用是可靠有效的治疗方案，而卡培他滨联用后的获益，研究数据还不够充分，并且在临床实践还面临着许多挑战。

四、卡培他滨辅助治疗相关研究的点评与总结

张频：围绕着卡培他滨辅助治疗的几项重要临床研究，各位专家进行了讨论和分析，尽管在研究设计、人群的选择方面，几项研究有相似之处，但在具体药物的应用方面仍有差异，包括卡培他滨选择同步或后续强化治疗，具体的辅助化疗方案也有差别。总体而言，卡培他滨在辅助治疗领域已有多个研究进行了探索，以期进一步改善早期乳腺癌的预后，尤其是三阴性乳腺癌患者的预后。目前来看各项研究的结果并不一致，但是较为认可的是，对于淋巴结阳性、复发风险较高的三阴性乳腺癌患者给予卡培他滨强化治疗是可以获益的。但哪些人选择节拍？哪些人选择同步加用？还有待细化人群进一步的研究给予答案。另外除了高危患者以外，期待能有一些生物标志物来提示哪些人从卡培他滨治疗中获益更大，继而指导临床患者的选择。卡培他滨在辅助治疗中的研究备受关注，期待后续的研究为我们带来更多惊喜的结果。

参考文献

1. JOENSUU H，KELLOKUMPU-LEHTINEN P L，HUOVINEN R，et al. Adjuvant capecitabine in combination with docetaxel, epirubicin, and cyclophosphamide for early breast cancer：the randomized clinical FinXX trial. JAMA Oncol，2017，3（6）：793-800.

2. JOENSUU H，KELLOKUMPU-LEHTINEN P L，HUOVINEN R，et al. Adjuvant capecitabine，docetaxel，cyclophosphamide，and epirubicin for early breast cancer：final analysis of the randomized FinXX trial. J Clin Oncol，2012，30（1）：11-18.

3. JOENSUU H，KELLOKUMPU-LEHTINEN P L，HUOVINEN R，et al. Adjuvant capecitabine in combination with docetaxel and cyclophosphamide plus epirubicin for breast cancer：an open-label，randomised controlled trial. Lancet Oncol，2009，10（12）：1145-1151.

4. O'SHAUGHNESSY J，KOEPPEN H，XIAO Y Y，et al. Patients with slowly proliferative early breast cancer have low five-year recurrence rates in a phase Ⅲ adjuvant trial of capecitabine. Clin Cancer Res，2015，21（19）：4305-4311.

5. JIANG Y W，YIN W J，ZHOU L，et al. First efficacy results of capecitabine with anthracycline- and taxane-based adjuvant therapy in high-risk early breast cancer：a meta-analysis. PLoS One，2012，7（3）：e32474.

6. MASUDA N，LEE S J，OHTANI S，et al. Adjuvant capecitabine for breast cancer after preoperative chemotherapy. N Engl J Med，2017，376（22）：2147-2159.

7. MARTÍNEZ M T，BERMEJO B，HERNANDO C，et al. Breast cancer in pregnant patients：a review of the literature. Eur J Obstet Gynecol Reprod Biol，2018，230：222-227.

8. LI J，YU K，PANG D，et al. Adjuvant capecitabine with docetaxel and

cyclophosphamide plus epirubicin for triple-negative breast cancer
（CBCSG010）: an open-label, randomized, multicenter, phase Ⅲ trial. J
Clin Oncol, 2020, 38（16）: 1774-1784.

9. WANG X, WANG S S, HUANG H, et al. Effect of capecitabine maintenance
therapy using lower dosage and higher frequency vs observation on disease-
free survival among patients with early-stage triple-negative breast cancer who
had received standard treatment: the SYSUCC-001 randomized clinical trial.
JAMA, 2021, 325（1）: 50-58.

讲者：樊英（中国医学科学院肿瘤医院）
主持与讨论：张频（中国医学科学院肿瘤医院）
邸立军（北京大学肿瘤医院）
张永强（北京医院）
梁旭（北京大学肿瘤医院）
严颖（北京大学肿瘤医院）

北京乳腺病防治学会
BEIJING BREAST DISEASE SOCIETY

云间读书系列课程

TAILORX和MINDACT临床研究解析
—— 基因检测在HR阳性HER2阴性早期乳腺癌辅助治疗决策中的作用

日期 2020/10/26 (周一)　时间 19:30～20:50

扫一扫看视频

大会主席

邱立军
北京大学肿瘤医院

大会讲者

邵彬
北京大学肿瘤医院

讨论嘉宾

徐玲
北京大学第一医院

严颖
北京大学肿瘤医院

彭亮
中国人民解放军总医院

特邀嘉宾

罗斌
清华大学附属
北京清华长庚医院

杨俊兰
中国人民解放军总医院

会议议程

时间	内容	讲者
19:30～19:40	主席致辞	邱立军
19:40～20:10	MINDACT&TAILORx: 基因检测在HR+早期乳腺癌辅助治疗决策中作用	邵彬
20:10～20:40	讨论: 基因检测在早期乳腺癌的辅助治疗中作用 1.基因检测的适用人群? 2.基因检测显示中度复发转移风险 辅助化疗和内分泌治疗的决策? 3. 临床高危, 基因低危, 是否可以豁 免辅助化疗?	讨论嘉宾: 徐 玲 严 颖 彭 亮 特邀嘉宾: 罗 斌 杨俊兰
20:40～20:50	点评与总结	

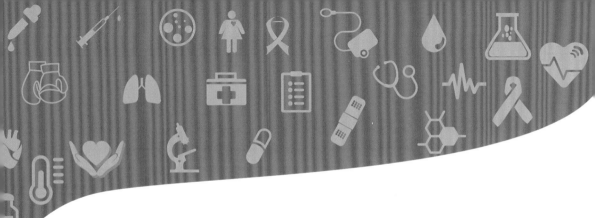

TAILORX 和 MINDACT 临床研究解析

——基因检测在 HR 阳性 HER2 阴性早期乳腺癌辅助治疗决策中的作用

　　乳腺癌分子分型的到来为精准化疗带来了一缕曙光。研究发现，Luminal 型乳腺癌对比三阴型和 HER2 阳性型，化疗反应率相对低，在化疗中的获益非常有限。早在 2013 年 St.Gallen 国际乳腺癌会议与专家共识已经指出，只有部分 Luminal A 型的患者应考虑辅助化疗，而 Luminal B 型的绝大部分患者需行辅助化疗。因此，分子分型可初步筛选出可免除化疗的部分人群。随着基因检测时代的到来，多基因技术分析为患者个体化、精准化辅助化疗提供了客观依据。复发风险高的患者是能从加强的辅助治疗中获益最大的人群，对于这群患者，辅助化疗和辅助内分泌治疗均是十分重要的治疗手段。而对于复发风险中等的患者能否从化疗中获益仍是临床的疑难问题。TAILORX 研究和 MINDACT 研究均为目前大型的临床试验，目的是协助临床判断是否进行辅助化疗的决策。

一、TAILORX 研究

1. 研究背景

Oncotype DX 主要以定量反转录聚合酶链式反应（RT - PCR）技术，在石蜡包埋标本中抽提 RNA、反转录为 cDNA、扩增、定量检测等步骤，联合检测 21 个特定基因的表达量。这 21 个基因分别是增殖相关的 *Ki-67*、*STK15*、生存蛋白（*survivin*）、细胞周期蛋白 B1（*CCNB1*）、*MYBL2* 基因，侵袭相关的 *MMP11*（基质溶素 3，stromelysin-3）、组织蛋白酶 L2（*CTSL2*）基因，雌激素相关的 *ER*、*PGR*、*BCL2*、*SCUBE2* 基因，HER-2 相关的 *GRB7*、*HER-2* 基因，*GSTM-1*、*CD68*、*BAG1* 基因，以及 5 个参考基因 β - 肌动蛋白（*ACTB*）、*GAPDH*、*RPLPO*、*GUS*、*TFRC*。上述 16 个肿瘤相关基因的表达水平与乳腺癌预后相关，另外 5 个参考基因主要用于质量控制，以及在统计学上平衡误差和偏倚。这 21 个基因是通过 3 项独立临床研究（共 447 份样本）比较 250 个候选基因表达情况与疾病复发的关系后筛选出来的。在测定 21 个特定基因的表达情况后，通过复杂的计算公式和每个基因的权重得出复发风险评分（recurrence score，RS），并根据 RS 评分进行风险分组：RS 评分 ≤ 17 为低危组，RS 评分 18 ～ 30 为中危组，RS 评分 ≥ 31 为高危组。21 基因 RS 评分，作为一种多基因检测工具，对于性激素受体阳性患者的预后价值已经多次在既往研究中被证实。

TAILORX 是一项 3 期临床试验，旨在为 "RS 评分中风险的患者单纯辅助内分泌治疗并不劣于辅助内分泌治疗＋辅助化疗" 的问题提供循证证据。该研究已于 2018 年 7 月在《新英格兰医学杂志》发表。

2. 研究方法

（1）患者入组标准：年龄 18 ～ 75 岁，HR+/HER2−，腋窝淋巴结阴性的浸润性乳腺癌女性患者，肿瘤大小为 1.1 ～ 5.0 cm（或 0.6 ～ 1.0 cm 但病理分级为中等或高级别的患者），且同意分配接受化疗或根据 RS 评分随机分配的患者。

（2）试验流程图（图 6-1）。

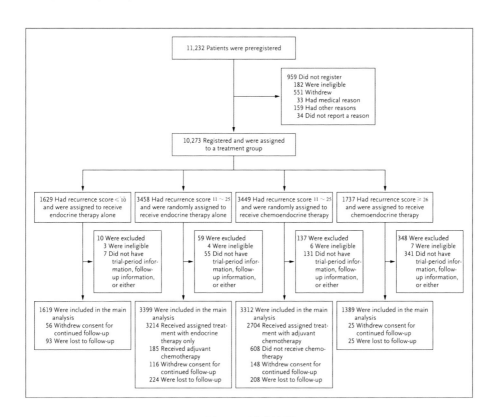

图 6-1 试验流程

图片来源：SPARANO J A，GRAY R J，MAKOWER D F，et al. Adjuvant chemotherapy guided by a 21-gene expression assay in breast cancer.N Engl J Med，2018，379（2）：111-121.

3. 统计学设计

主要试验终点为 IDFS，定义为从登记到第一次事件的时间，其中第一个事件是同侧乳腺肿瘤复发、局部复发、区域复发、远处复发、对侧第二原发浸润性癌、第二原发性非乳腺浸润性癌（不包括非黑色素瘤皮肤癌），或无明确原因死亡。次要终点包括：无远处复发间期（distant recurrence free interval，DRFI），定义为从登记到乳腺癌远处复发的时间，或复发死亡的时间（如果死亡首先发生）。无复发间隔（recurrence free interval，RFI），定义为从登记到乳腺癌首次复发（同侧乳腺、局部区域或远处）的时间，或如果死亡是复发事件，则定义为从登记到任何原因死亡的日期。

随机治疗组采用非劣效性设计。IDFS 的风险比界值为 1.322（5 年 IDFS 率 90% *vs*. 87%）。无效假设为两组无差异，Ⅰ 类错误率 10%（单侧），Ⅱ 类错误率 5%。所显示的 P 来自分层 log-rank 检验，而所显示的风险比则来自分层比例风险模型。样本大小根据不依从率 12% 进行调整，Lachin Foulkes 校正。探索性分析进一步检验治疗对于各亚组的作用是否一致，同时可能会得出化疗获益的亚组。

4. 研究结果

（1）患者入组特征

2006 年 4 月 7 日至 2010 年 10 月 6 日期间，共有 10 273 例患者登记在册，有 10 253 例患者符合入组标准。纳入主要分析数据集的 9719 例患者有随访资料，6711 例（69%）复发评分在 11 ～ 25 分，1619 分（17%）的复发评分为 10 分或更低，1389 分（14%）的复发评分≥ 26 分（图 6-1）。

复发评分为 11 ～ 25 分的患者 IDFS 随访中位数为 90 个月，OS 随访中位数为 96 个月。主要内容见图 6-2。

Characteristic	Recurrence Score of ≤10	Recurrence Score of 11~25		Recurrence Score of ≥26
	Endocrine Therapy (n = 1619)	Endocrine Therapy (n = 3399)	Chemoendocrine Therapy (n = 3312)	Chemoendocrine Therapy (n = 1389)
Median age (range) — yr	58 (25～75)	55 (23～75)	55 (25～75)	56 (23～75)
Age ≤50 yr — no. (%)	429 (26)	1139 (34)	1077 (33)	409 (29)
Menopausal status — no. (%)[†]				
Premenopausal	478 (30)	1212 (36)	1203 (36)	407 (29)
Postmenopausal	1141 (70)	2187 (64)	2109 (64)	982 (71)
Tumor size in the largest dimension — cm[‡]				
Median (IQR)	1.5 (1.2～2.0)	1.5 (1.2～2.0)	1.5 (1.2～2.0)	1.7 (1.3～2.3)
Mean	1.74±0.76	1.71±0.81	1.71±0.77	1.88±0.99
Histologic grade of tumor — no./total no. (%)				
Low	530/1572 (34)	959/3282 (29)	934/3216 (29)	89/1363 (7)
Intermediate	931/1572 (59)	1884/3282 (57)	1837/3216 (57)	590/1363 (43)
High	111/1572 (7)	439/3282 (13)	445/3216 (14)	681/1363 (50)
Estrogen-receptor expression — no. (%)				
Negative	5 (<1)	6 (<1)	3 (<1)	40 (3)
Positive	1614 (>99)	3393 (>99)	3309 (>99)	1349 (97)
Progesterone-receptor expression — no./total no. (%)				
Negative	28/1583 (2)	267/3339 (8)	251/3240 (8)	405/1353 (30)
Positive	1555/1583 (98)	3072/3339 (92)	2989/3240 (92)	948/1353 (70)
Clinical risk — no./total no. (%)[§]				
Low	1227/1572 (78)	2440/3282 (74)	2359/3214 (73)	589/1359 (43)
High	345/1572 (22)	842/3282 (26)	855/3214 (27)	770/1359 (57)
Primary surgery — no. (%)				
Mastectomy	516 (32)	935 (28)	917 (28)	368 (26)
Breast conservation	1103 (68)	2464 (72)	2395 (72)	1021 (74)
Adjuvant chemotherapy — no. (%)				
Yes	8 (0.5)	185 (5.4)	2704 (81.6)	1300 (93.6)

乳腺癌 **经典** 研究解析

Characteristic	Recurrence Score of ≤10	Recurrence Score of 11~25	Recurrence Score of ≥26
No	1611 (99.5) 3214 (94.6)	608 (18.4)	89 (6.4)

* Plus-minus values are means ±SD. The characteristics were well balanced between the two randomly assigned groups (i.e., the two groups with a recurrence score of 11 to 25) for all the factors listed. The differences between the group with a recurrence score of 10 or lower and the combined randomly assigned groups were significant for age, menopausal status, histologic grade, progesterone receptor status, and surgical procedure (P<0.001 for all comparisons). The differences between the group with a recurrence score of 26 or higher and the combined randomly assigned groups were significant for the distributions of age (P = 0.003), menopausal status (P<0.001), tumor size (P<0.001), histologic grade (P<0.001), and progesterone receptor status (P<0.001).

† Among the 14 patients for whom menopausal status was not reported, those who were 50 years of age or younger were classified as premenopausal.

‡ There were 86 patients with a tumor size recorded as 0.5 cm or less and 20 patients with a tumor size greater than 5 cm. Information on tumor size was missing for 2 patients with a recurrence score of 11 to 25 in the chemoendocrine-therapy group and for 1 patient with a recurrence score of 26 or higher.

§ Clinical risk was defined as in the MINDACT (Microarray in Node Negative Disease May Avoid Chemotherapy) trial (i.e., with low risk defined as low histologic grade and tumor size ≤3 cm, intermediate histologic grade and tumor size ≤2 cm, or high histologic grade and tumor size ≤1 cm; and with high risk defined as all other cases with known values for grade and tumor size).

图 6-2 意向治疗患者的基线特征

图片来源：SPARANO J A, GRAY R J, MAKOWER D F, et al. Adjuvant chemotherapy guided by a 21-gene expression assay in breast cancer. N Engl J Med, 2018, 379 (2)：111-121.

（2）复发评分 11 ～ 25 分的患者 IDFS 及其他指标

最终分析时出现了 836 个 IDFS 事件。复发的患者有 338 例（41.6%），其中 199 例（23.8%）为远处复发。在意向性治疗人群中，单纯内分泌治疗组的 IDFS 不劣于化疗联合内分泌治疗组（HR=1.08，95% CI 0.94 ～ 1.24，P=0.26）。此外，在远处无复发转移间期 DRFI（HR=1.1，P=0.48），RFI（HR=1.11，P=0.33）和 OS（HR=0.99，P=0.89）评估上，单纯内分泌治疗组也不劣于化疗联合内分泌治疗组。

（3）所有复发评分队列和治疗组的生存率

在意向治疗人群中，四组患者的 9 年事件发生情况：RS 0 ～ 10 分组远处转移率为 3%；RS ≥ 26 分组在接受化疗联合内分泌治疗的情况下，远处转移率仍有 13%；RS 11 ～ 25 分患者合计远处转移率为 5%，而其中单纯内分泌治疗和合并化疗的患者各终点事件发生率的组间差异均 ≤ 1%。

（4）探索性亚组分析

探索性亚组分析提示，化疗获益与 21 个基因 RS 分层、肿瘤大小、组织学分级、绝经状态及临床风险分层等因素不存在显著的交互作用，而与年龄组存在显著的交互作用（IDFS：P=0.03；RFI：P=0.02），还与年龄组或绝经状态结合 RS 分层时存在显著的交互作用（IDFS- 年龄 -RS：P=0.004；IDFS- 绝经 -RS：P=0.02）。研究者对 ≤ 50 岁的患者进一步分析发现：RS 为 0 ～ 15 分的低风险患者，单纯内分泌治疗就可以，远处转移率仅 2%；而 RS 为 16 ～ 25 分的患者有一定程度的化疗获益。RS 为 16 ～ 20 分时，化疗可减少 9% 的 IDFS 事件，包括 1.6% 的远处转移；RS 为 21 ～ 25 分时，化疗可减少 6.3% 的 IDFS 事件，几乎全是远处转移。

5. 结论

综上所述，本研究发现 Oncotype DX21 基因检测 RS 为 11 ～ 25 分的中风险患者中，单纯内分泌治疗非劣于化疗联合内分泌治疗。RS 为 0 ～ 10 分的低风险患者，单纯内分泌治疗即可；对于 RS 为 26 ～ 100 分的高风险患者，即使接受化疗联合内分泌治疗仍有较高的远处转移率（约 13%）。探索性分析提示，年龄及 RS 与化疗获益存在显著相关性，50 岁以下 RS 为 16 ～ 25 分的女性，可在一定程度上从化疗中获益。

二、 MINDACT 研究

1. 研究背景及方法

MINDACT 研究在 2007—2011 年招募了 6693 例早期乳腺癌患者，以 MammaPrint70 基因检测确定基因风险；以 Adjuvant Online v8.0 临床病理系统来确定临床风险：若基因检测与 Adjuvant Online 系统均提示低危，不予以辅助化疗；若两种检测都判断为高危的患者，推荐术后化疗；若对于远处转移风险判断不一致 [基因高危（G-High）但临床低危（C-Low），或基因低危（G-Low）但临床高危（C-High）] 的患者，随机接受或不接受化疗。主要研究终点是研究临床高危（C-High）/ 基因低危（G-Low）患者中不化疗组的 5 年无远处转移生存率（DMFS），以 DMFS 的 95% 可信区间下界高于 92% 为阳性结果；次要终点包括临床高危（C-High）/ 基因低危（G-Low）中化疗与不化疗其他生存终点的差别等（图 6-3）。该研究已于 2016 年 8 月在《新英格兰医学杂志》发表。

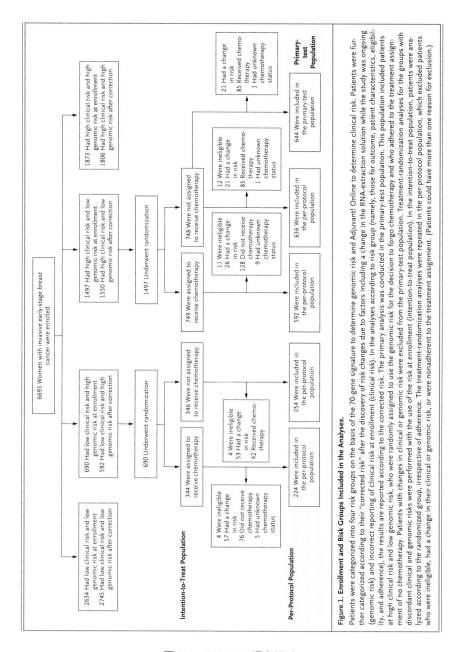

Figure 1. Enrollment and Risk Groups Included in the Analyses.

Patients were categorized into four risk groups on the basis of the 70-gene signature to determine genomic risk and Adjuvant! Online to determine clinical risk. Patients were further categorized according to their "corrected risk" after the discovery of risk changes due to factors including a change in the RNA-extraction solution while the study was ongoing (genomic risk) and incorrect reporting of clinical risk at enrollment (clinical risk). In the analyses according to risk group (namely, those for outcome, patient characteristics, eligibility, and adherence), the results are reported according to the corrected risk. The primary analysis was conducted in the primary-test population. This population included patients at high clinical risk and low genomic risk, who were randomly assigned to use the genomic risk for the decision to forgo chemotherapy and who adhered to the treatment assignment of no chemotherapy. Patients with changes in clinical or genomic risk were excluded from the primary-test population. Treatment-randomization analyses for the groups with discordant clinical and genomic risks were performed with the use of the risk at enrollment (intention-to-treat population). In the intention-to-treat population, patients were analyzed according to the randomized group, irrespective of adherence. The treatment-randomization analyses were repeated in the per-protocol population, which excluded patients who were ineligible, had a change in their clinical or genomic risk, or were nonadherent to the treatment assignment. (Patients could have more than one reason for exclusion.)

图 6-3　MINDACT 研究设计

图片来源：CARDOSO F，VAN'T VEER L J，BOGAERTS J，et al. 70-gene signature as an aid to treatment decisions in early-stage breast cancer.N Engl J Med，2016，375（8）：717-729.

2. 研究结果

（1）患者的临床病理特征（图6-4）。

Table 1. Characteristics of the Patients and Tumors at Baseline, According to Risk Group.*

Characteristic	Low Clinical Risk		High Clinical Risk		All Patients (*n* =6693)
	Low Genomic Risk (*n* =2745)	High Genomic Risk (*n* =592)	Low Genomic Risk (*n* =1550)	High Genomic Risk (*n* =1806)	
	number (percent)				
Age — yr					
<35	24 (0.9)	13 (2.2)	20 (1.3)	65 (3.6)	122 (1.8)
35 to <50	774 (28.2)	165 (27.9)	514 (33.2)	651 (36)	2104 (31.4)
50 to 70	1928 (70.2)	403 (68.1)	1000 (64.5)	1080 (59.8)	4411 (65.9)
>70	19 (0.7)	11 (1.9)	16 (1.0)	10 (0.6)	56 (0.8)
Tumor size — cm†					
<1	655 (23.9)	198 (33.4)	38 (2.5)	29 (1.6)	920 (13.7)
1 to 2	1968 (71.7)	383 (64.7)	610 (39.4)	914 (50.6)	3875 (57.9)
>2 to 5	122 (4.4)	11 (1.9)	843 (54.4)	843 (46.7)	1819 (27.2)
>5	0	0	58 (3.7)	20 (1.1)	78 (1.2)
Tumor grade‡					
1	1242 (45.2)	92 (15.5)	98 (6.3)	15 (0.8)	1447 (21.6)
2	1457 (53.1)	414 (69.9)	995 (64.2)	421 (23.3)	3287 (49.1)
3	36 (1.3)	83 (14.0)	443 (28.6)	1365 (75.6)	1927 (28.8)
Missing data	10 (0.4)	3 (0.5)	14 (0.9)	5 (0.3)	32 (0.5)
Lymph-node status§					
Negative	2570 (93.6)	577 (97.5)	812 (52.4)	1329 (73.6)	5288 (79)
Positive					
1 node	131 (4.8)	10 (1.7)	505 (32.6)	296 (16.4)	942 (14.1)
2 nodes	26 (0.9)	3 (0.5)	157 (10.1)	114 (6.3)	300 (4.5)
3 nodes	18 (0.7)	2 (0.3)	69 (4.5)	65 (3.6)	154 (2.3)
≥4 nodes	0	0	6 (0.4)	2 (0.1)	8 (0.1)
Hormone-receptor status¶					
ER-positive, PR-positive, or both	2741 (99.9)	535 (90.4)	1520 (98.1)	1118 (61.9)	5914 (88.4)
ER-negative and PR-negative	4 (0.1)	57 (9.6)	29 (1.9)	688 (38.1)	778 (11.6)
HER2 status//					
Negative	2641 (96.2)	518 (87.5)	1423 (91.8)	1461 (80.9)	6043 (90.3)
Positive	97 (3.5)	73 (12.3)	124 (8.0)	344 (19.0)	638 (9.5)
Missing data	7 (0.3)	1 (0.2)	3 (0.2)	1 (0.1)	12 (0.2)
Clinical–pathological subtype**					
Luminal HER2-negative: ER-positive, PR-positive, or both	2638 (96.1)	467 (78.9)	1402 (90.5)	895 (49.6)	5402 (80.7)
Luminal HER2-positive: ER-positive, PR-positive, or both	96 (3.5)	68 (11.5)	115 (7.4)	222 (12.3)	501 (7.5)
Nonluminal HER2-positive: ER-negative, PR-negative	1 (<0.1)	5 (0.8)	9 (0.6)	122 (6.8)	137 (2)
Triple negative: ER-negative, PR-negative, HER2-negative	3 (0.1)	51 (8.6)	20 (1.3)	566 (31.3)	640 (9.6)
Missing data	7 (0.3)	1 (0.2)	4 (0.3)	1 (0.1)	13 (0.2)

Table 1. (Continued.)					
Characteristic	**Low Clinical Risk**		**High Clinical Risk**		**All Patients** ($n = 6693$)
	Low Genomic Risk ($n = 2745$)	High Genomic Risk ($n = 592$)	Low Genomic Risk ($n = 1550$)	High Genomic Risk ($n = 1806$)	
			number（percent）		
WHO performance status††					
0	2644（96.3）	565（95.4）	1491（96.2）	1734（96.0）	6434（96.1）
1	101（3.7）	27（4.6）	58（3.7）	71（3.9）	257（3.8）
2	0	0	1（0.1）	1（0.1）	2（<0.1）

* Data were missing for one patient at high clinical and low genomic risk with respect to tumor size, lymph-node status, and horm one-receptor status. Percentages may not total 100 because of rounding. ER denotes estrogen receptor, HER2 human epidermal growth factor receptor, and PR progesterone receptor.
† A majority of patients at high clinical risk and low genomic risk (54%) had tumors measuring 2 to 5 cm in diameter. Most of the patients at low clinical and genomic risk (96%) and at low clinical and high genomic risk (98%) had tumors measuring 2 cm or less, as did 52% of the patients at high clinical and genomic risk.
‡ More than three quarters (76%) of patients at high clinical and genomic risk had grade 3 tumors. Most patients at low clinical and genomic risk, low clinical and high genomic risk, and high clinical and low genomic risk had grade 1 or 2 tumors (98%, 85%, and 71%, respectively).
§ The presence of negative lymph nodes was substantially more frequent among patients at low clinical and genomic risk (94%) and low clinical and high genomic risk (97%) than among patients at high clinical and low genomic risk (52%) and high clinical and genomic risk (74%).
¶ Almost all tumors were positive for hormone receptors except among patients at high clinical and genomic risk, in whom 38% of tumors were hormone-receptor–negative. Hormone receptor positivity was defined as the presence of at least 1% of immunoreactive cells, an Allred score of more than 2 (on a scale from 0 to 8, with higher scores indicating a greater number of receptors), or a level of cytosolic protein of at least 10 fmol per milligram.
‖ HER-2 positivity was reported in 4% of patients at low clinical and genomic risk, 12% of those at low clinical and high genomic risk, 8% of those at high clinical and low genomic risk, and 19% of those at high clinical and genomic risk.
** Specifically, among patients at high clinical and low genomic risk, 48% had node-positive disease, 58% of tumors measured 2 cm or more, and 90% had the luminal HER2-negative subtype.
†† The World Health Organization performance scores range from 0 to 5, with 0 denoting perfect health and 5 death.

图 6-4　患者临床病理特征

图片来源：CARDOSO F，VAN'T VEER L J，BOGAERTS J，et al. 70-gene signature as an aid to treatment decisions in early-stage breast cancer.N Engl J Med，2016，375（8）：717-729.

（2）生存结果

主要研究结果表明在 C-High/G-Low 组不化疗的患者中，5 年 DMFS 为 94.7%，95% *CI* 92.5% ～ 96.2%，可信区间下界大于 92%，故首要终点研究目标达到。在 C-High/G-Low 组中，化疗组较不化疗组的 5 年 DMFS 获益增加约 1.5%（95.9% *vs.* 94.4%，校正后 *HR*=0.78，95% *CI* 0.50 ～ 1.21，*P*=0.27）。而对于 C-Low/G-High 组，化疗带来的 DMFS 获益更小（95.8% *vs.* 95.0%，校正后 *HR*=1.17，*P*=0.66）。

因此对于临床上乳腺癌复发风险高的患者，70 个基因在临床和病理因素基础上为哪些患者可能受益于辅助化疗提供了有价值的信息。这些 C-High/G-Low 的患者中，不使用化疗减少了化疗的毒性，但其代价是 5 年后发生远处转移的风险高出 1.5%。

（3）2020 年 ASCO 发布的 MINDACT 研究长期结果

2020 年 ASCO 大会更新了 MINDACT 中位随访 8.7 年的数据，结果整体上维持了 2016 年结果。经过长期随访后，C-High/G-Low 组中不化疗的患者，更新后的 5 年 DMFS 为 95.1%，95% *CI* 93.1% ～ 96.6%，区间下界仍然大于 92%，故首要终点研究目标依然成立。

对于 C-High/G-Low 患者，化疗与不化疗相比，2016 年报道的 5 年 DMFS 差异是 1.5%；8 年 DMFS 差异则轻度增大为 2.6%，但是差异依然没有统计学意义，即对整组患者依然可以考虑豁免化疗。5 年 OS 率的差异是 1.1%，而 8 年 OS 率的差异则为 1.4%。经过近 9 年的随访，化疗组较非化疗组的 DMFS 获益增大到 2.6%，较 5 年的 1.5% 还是提高了。因此需要进一步探索哪些 C-High/G-Low 患者可能带来更明确的化疗获益。探索性研究揭示：如果以 50 岁为界，50 岁以上主要为绝经后的患者，化疗基本没有带来获益（8 年 DMFS 差异 0.2%）；而 50 岁以下的非绝经患者，化疗获益可高达 5%。虽然以 50 岁为界的研究是探索性非预设性分析，循证级别较弱，但确实为临床实践带来有益参考。

综上所述，在 8.7 年的中期随访中，未接受辅助化疗的临床高风险 / 基因组低风险女性乳腺癌患者组在 5 年时仍达到主要的 DMFS 终点，证实 MINDACT 是一项积极的降级研究。随着随访时间的延长和 Luminal 型乳腺癌的自然发展进程，确实发生了更多的远处复发。但是鉴于辅助化疗的毒副作用，临床高风险 / 基因组低风险患者接受辅助化疗仅增加 2.6% 的收益。

三、TAILORX 和 MINDACT 研究对比

1. TAILORX 和 MINDACT 研究入组人群比较

TAILORX 入组人群是"浸润性乳腺癌、ER 阳性、HER2 阴性、淋巴结阴性、大小 0.5 ～ 5.0 cm"。MINDACT 入组人群是"浸润性乳腺癌、ER 阳性、HER2 阴性、根据 Adjuvant Online 判为临床高危、淋巴结阴性或 1 ～ 3 枚阳性"。MINDACT 入组人群相比 TAILORX 分期更晚，生物学行为更差。因此，MINDACT 研究中 70 基因的优势主要在绝经后的淋巴结转移 1 ～ 3 枚的患者，想豁免化疗时可以选择。而对于淋巴结阴性患者，TAILORX 中 21 基因和 MINDACT 研究中 70 基因都是可选的，只不过两者的应用逻辑不一样。21 基因是对人群做分层，筛出基因高危人群实施化疗；70 基因是对既定的临床高危做检测，筛出基因低危人群豁免化疗。

2. ER 或 PR 高低对于基因检测评分预后的影响

2004 年发表在《新英格兰医学杂志》上的关于 21 基因建模的临床试验中，患者来源于 NSABPB-14，患者招募时间为 1982—1988 年，当时采用的雌孕激素受体检测方式是血中的浓度（fmol/mg），但并没有发现 3-ER 或 PR 表达水平与患者远处转移的相关性。

在 TAILORX 研究中患者招募时间为 2006—2010 年，患者 ER 或 PR 表达由当地实验室确认。而 MINDACT 研究中患者招募时间为 2007—2011 年，而且纳入了少部分 HER2 阳性和三阴性的患者，HR 阳性被定义为至少有 1% 的阳性细胞存在；Allred 评分超过 2 分（从 0 ～ 8 分，分数越高表示受体数量越多），或大于 10 fmol/mg。但两项研究均未对

HR 表达数量进行进一步分析。但 21 基因中包含了 ER 受体的大类，其中包括 ER、PR 受体基因表达高低情况。HR 表达高低，影响患者辅助内分泌的效果，但是否可以通过应用基因检测来明确患者从内分泌治疗中获益的高低，目前两项试验均不能得出该结论。

四、临床实践相关热点问题

问题 1：基因检测的适用人群？

严颖：TAILORX 和 MINDACT 临床试验均为基因检测在早期乳腺癌患者辅助治疗中的应用相关临床研究，两项临床研究各有特点，TAILORX 临床研究是针对 HR+HER2– 的患者是否通过基因检测避免化疗，非常切合我们临床实践，临床中对于 HR+HER2–、淋巴结阴性的患者，可以通过 21 基因检测来帮助我们进一步判断是否能从化疗中获益。而 MINDACT 研究中纳入了除了腋窝淋巴结阴性患者，还纳入了腋窝淋巴结 1 ～ 3 个转移的患者，一项来自欧洲的研究也更多体现了欧洲医生对患者生活质量更高的关注，他们希望更多的患者能够豁免化疗，所以 MINDACT 研究的设计初衷是那些临床高危的患者通过基因检测来豁免化疗。因此对于 HR+HER2–、腋窝淋巴结阴性患者，建议行 TAILORX 检测，从而判断患者是否能从化疗中获益。如果是腋窝淋巴结转移 1 ～ 3 个的患者，可行 70 基因检测，协助进行临床决策。

徐玲：临床病理特征决定的临床风险仍是我推荐患者进行化疗的主要依据，基因检测只作为是否进行化疗的辅助决策的参考。根据肿瘤大小、淋巴结状态、年龄、Ki-67 等临床病理因素，如果患者需要化疗，我不会因为基因检测来改变目前的治疗。原因是 21 基因的预测价值的建模过程是通过 NSABP B14 这个临床试验，其入组人群为 HR+HER2–LN– 的乳腺癌患者，使用他莫昔芬作为辅助内分泌治疗药物，当然 21 基因的预后价值在后续的 LN（＋），应用 AI 作为辅助治疗的临床试验中进行了验证，但通过以上建模的人群所得出的阈值直接拿过来用到中国的人群中，尤其是中国乳腺癌患者中年轻乳腺癌的比例要高于欧美，是否适合，值得商榷。目前 21 基因检测对于药物性卵巢功能抑制（ovarian function suppression，OFS）作为辅助治疗手段的患者仍未进行验证，对于淋巴结阳性的患者目前也无前瞻性研究结果，因此，21 基因检测不会改变我目前根据临床风险制定的治疗决策。

罗斌：我主要是基于临床的风险高低决定患者治疗方案。对于临床风险低的患者需要进行单纯内分泌辅助治疗，但如果患者没有信心，担心这个治疗不充分的情况下，通过基因检测可以提供更多的证据，以确定患者是否不需要进一步的化疗。对于临床高危的患者，需要辅助化疗，但患者心理上不能接受化疗，基因检测可以为这一部分患者提供不化疗的证据。LN+ 的患者，我在临床中也在尝试使用 70 基因来为这部分患者豁免化疗提供证据。目前我在临床中也在尝试基因检测的工作，值得进一步探索。

杨俊兰：HR+HER2–LN– 的患者临床中比例很高，在临床实践中我并没有按照 TAILORX 试验入组标准对患者进行统一检测，既往文献也有报道 21 基因在不同人种中预测价值的差异，目前没有中国人群 21 基因检测指导临床的大规模临床研究，因此在临床中对于 HR+HER2–LN– 的患者 21 基因检测指导术后治疗仍作为参考。对于 LN（1～3 个）阳性的患者，即便是 Luminal A 型的患者，以目前国内的情况，化疗仍是大多数患者的选择，70 基因检测可以提供一些进一步免除化疗的参考信息。在临床工作中对于这部分低危患者是否需要术后化疗，我们更多的是与患者充分沟通利弊，参照基因检测结果共同决定。

问题 2：临床评估和基因评估矛盾如何决策？

徐玲： 临床实践中基因检测和临床评估差别极大的患者很少，如临床高危，21 基因评分＜ 11 分，但如果出现这种情况，我仍然认为应根据临床评估进行相应化疗。而对于一些临床低危患者，患者感觉不化疗不安全，如基因高危可以进行相应化疗。更多的情况出现在临床中危患者，我们对于化疗带来的获益难以评估的时候，基因检测可能为我们提供更多的信息，帮助我们进行相应的临床决策。

彭亮： 在临床工作中，临床高危和基因极低危的患者目前还没有遇到，也许是病例数量不足需要观察更多的患者，也许是从深层次的发病机制上看这种矛盾性的结果本身就是很低概率。临床试验中的各种基因评分的比例和我们临床实践中感受的比例可能不尽相同。未来，基因检测还有很大的发展，我们也希望有更多国内的数据支持。基于检测的稳定性问题，也基于目前还缺乏国内大数据随访，对于评分有差异的患者，我目前更倾向于临床评估，按照临床评估结果进行治疗。同时需要和患者进行详细的探讨来决定治疗方案。

问题 3：基因检测复发风险对于患者辅助化疗和内分泌治疗的决策价值？

邵彬： 21 基因的建模应用的人群和后续 S8814 Ⅲ期临床试验中淋巴结阳性乳腺癌患者均为辅助治疗应用 TAM 的人群，而以上两项试验也明确了 21 基因对于该群患者的预后价值。在 TAILORX 研究中 RS 为

11 ~ 25 分的中等风险患者中，化疗并不能带来额外的获益，MINDACT 研究中 C-High/G-Low 患者，化疗较不化疗不能显著提高 5 年 DMFS，患者辅助内分泌均以 TAM 为主，因此这些试验均无法表明加强内分泌治疗能够改善基因检测预后不良患者的预后。

TAILORX 研究二次分析中进一步分析了临床和基因风险对于乳腺癌辅助治疗的决策价值，在总体人群中，RS 评分中等的患者，临床风险并不能预测化疗获益，进一步根据年龄进行分层分析，也未观察到化疗的预测价值。同样的问题，目前的循证医学证据尚无法明确是否加强内分泌治疗可以改变基因检测预后不良患者的预后。但根据目前患者临床风险高低，进行相应的内分泌治疗仍是最多的治疗选择方式。也就是说对于临床风险高的患者，我们会选择加强内分泌治疗，而基因检测可以作为参考。

杨俊兰：临床中最纠结的问题是临床风险和基因风险不一致的状况，无论对于临床高危基因低危，还是临床低危基因高危的患者，我都会给予内分泌的加强治疗。对于这些有高危风险的患者不仅要进行化疗，而且要进行内分泌的加强治疗。

点评与总结

邸立军：随着精准治疗的发展，目前临床实践中越来越多的基因检测用来指导临床的治疗。辅助治疗中 Oncotype DX 21 和 MammaPrint 70 基因检测目前也在临床中使用，为患者判断预后及治疗的选择提供了更多证据。

TAILORX 研究中，Oncotype DX21 基因检测 RS 为 11 ~ 25 分的中等风险患者中，单纯内分泌治疗非劣于化疗联合内分泌治疗。RS 为 0 ~ 10 分的低风险患者，单纯内分泌治疗即可；对于 RS 为 26 ~ 100

分的高风险患者，即使接受化疗联合内分泌治疗仍有较高的远处转移率（约 13%）。探索性分析提示，年龄及 RS 与化疗获益存在显著相关性，50 岁以下 RS 为 16 ～ 25 分的女性患者，可在一定程度上从化疗中获益。

MINDACT 研究经过 8.7 年的中期随访发现未接受辅助化疗的临床高风险 / 基因组低风险女性乳腺癌患者组较接受辅助化疗的患者 DMFS 无显著差异。TAILORX 入组人群均为 LN（－），而 MINDACT 入组人群包括 LN1 ～ 3 枚阳性的患者，相比分期更晚，生物学行为更差。

临床风险仍然是目前大家进行辅助化疗选择的主要依据，但基因检测提供了更多的参考数据，尤其临床低危患者仍考虑治疗不充分，临床高危患者不愿化疗，为临床医生提供了更多的数据依据。

但基因检测结果的解读仍是非常复杂，对于以上临床试验中的结果是否直接可以用到中国人群中仍有疑问。尤其是 Oncotype DX 21 和 MammaPrint 70 基因检测建模及后续临床试验仍没有中国人群的数据，对于人种不同及中国患者与欧美患者的构成差异等问题仍无法解决。因此仍需要在中国人群中进行进一步的探索和观察。

参考文献

1. PAIK S，SHAK S，TANG G，et al. A multigene assay to predict recurrence of tamoxifen-treated，node-negative breast cancer. N Engl J Med，2004，351（27）：2817-2826.

2. KWA M，MAKRIS A，ESTEVA F J. Clinical utility of gene-expression signatures in early stage breast cancer. Nat Rev Clin Oncol，2017，14（10）：595-610.

3. SPARANO J A，GRAY R J，MAKOWER D F，et al. Adjuvant chemotherapy

guided by a 21-gene expression assay in breast cancer. N Engl J Med，2018，379（2）：111-121.

4. CARDOSO F，VAN'T VEER L J，BOGAERTS J，et al. 70-gene signature as an aid to treatment decisions in early-stage breast cancer. N Engl J Med，2016，375（8）：717-729.

5. ALBAIN K S，BARLOW W E，SHAK S，et al. Prognostic and predictive value of the 21-gene recurrence score assay in postmenopausal women with node-positive，oestrogen-receptor-positive breast cancer on chemotherapy：a retrospective analysis of a randomised trial. Lancet Oncol，2010，11（1）：55-65.

6. SPARANO J A，GRAY R J，RAVDIN P M，et al. Clinical and genomic risk to guide the use of adjuvant therapy for breast cancer. N Engl J Med，2019，380（25）：2395-2405.

讲者：邵彬（北京大学肿瘤医院）

主持与讨论：邸立军（北京大学肿瘤医院）

杨俊兰（中国人民解放军总医院）

罗斌（北京清华长庚医院）

严颖（北京大学肿瘤医院）

徐玲（北京大学第一医院）

彭亮（中国人民解放军总医院）

北京乳腺病防治学会
BEIJING BREAST DISEASE SOCIETY

云间读书系列课程

TRAIN-2 和TRYPHAENA研究解析
—— HER2阳性早期乳腺癌双靶向药物
治疗时代（新）辅助化疗中蒽环类药物
的取舍

日期 2020/11/11（周三） 时间 19:00～20:00

扫一扫看视频

大会主席

张 频
中国医学科学院肿瘤医院

大会讲者

王欣光
北京大学肿瘤医院

讨论嘉宾

樊 英
中国医学科学院肿瘤医院

严 颖
北京大学肿瘤医院

特邀嘉宾

邸立军
北京大学肿瘤医院

罗 斌
清华大学
附属北京清华长庚医院

会议议程

时间	内容	讲者
19:00～9:10	主席致辞	张 频
19:10～19:40	TRYPHAENA&TRAIN-2: HER2 阳性早期乳腺癌曲妥+帕妥双靶时 代 (新)辅助治疗方案的选择	樊 英
19:40～20:10	讨论: HER2 阳性早期乳腺癌新辅助治疗 1.新辅助治疗方案:AC-THP vs. TCbHP? 2.哪些患者适合 THP 的新辅助治疗?4 周期 vs.6 周期? 3. 新辅助治疗 TCbHP 或 THP，non-PCR 的患者术后 是否进行强化的辅助治疗 (T-DM1 vs. 蒽环)?	讨论嘉宾: 樊 英 严 颖 特邀嘉宾: 罗 斌 邸立军
20:10～20:20	点评与总结	

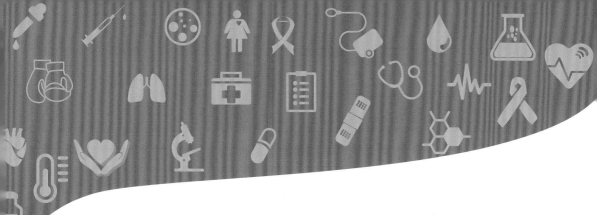

TRAIN-2 和 TRYPHAENA 研究解析

——HER2 阳性早期乳腺癌双靶向药物治疗时代（新）辅助化疗中蒽环类药物的取舍

一、**讨论 HER2 阳性早期乳腺癌（新）辅助化疗中蒽环类药物取舍的背景**

对适合的患者进行（新）辅助治疗，是近年来乳腺癌治疗模式的重要进展之一。对于乳腺癌（新）辅助化疗的 RCT 研究进行的荟萃分析结果提示，在 TNBC 亚组和使用曲妥珠单抗的 HER2 阳性且激素受体阴性肿瘤亚组中，pCR 与长期预后关系最为密切。根据现行指南推荐，HER2 阳性的早期乳腺癌，很多属于（新）辅助化疗的适用人群。同时由于抗 HER2 治疗的进展，曲妥珠单抗＋帕妥珠单抗的双靶向治疗，已成为（新）辅助治疗阶段抗 HER2 治疗的标准方案。在双靶向治疗时代，与靶向治疗相配合的最优化疗方案仍存在争议。其中一个争议的热点在于，在双靶向治疗时代，HER2 阳性早期乳腺癌化疗方案是否还需要包含蒽环和紫杉两类药物。争议的来源在于有研究的结果提示，不含蒽环类药物的方案，疗效和同时包含蒽环和紫杉类药物的方案相似。截至 2020 年年底，该问题尚未得出明确结论。

近年来随着"精准医疗"理念的推广，研究者希望通过"升阶梯"和"降阶梯"治疗来尽量纠正早期乳腺癌治疗过程中广泛存在的"治疗不足"和"治疗过度"，以更好地实现个体化治疗的目的。而在目前的乳腺癌（新）辅助化疗中，治疗过度的风险要大于治疗不足。如 NeoSphere 研究的结果就提示，HER2 阳性早期乳腺癌，仅使用曲妥珠单抗＋帕妥珠单抗的双靶向治疗，也能有多达 18% 的乳房原发病灶达到病理完全缓解，而对于这部分患者，任何的化疗都可能是过度治疗。目前我们尚没有能力区分这些患者，但如果我们能找到从蒽环类药物中没有获益的人群，无疑能够减少过度治疗的发生，使我们的治疗更加精准，这也是促使研究者进行相关研究的重要原因。在此对相关循证医学证据进行简单梳理。在临床工作中，推荐根据患者的实际情况，进行个体化的选择。

二、 BCIRG 006 研究

HER2 阳性早期乳腺癌（新）辅助化疗中选择不含类蒽环类药物的方案，最初的目的主要是出于对蒽环类药物和曲妥珠单抗联合使用可能造成的潜在心脏毒性的叠加。相关具有开拓意义的研究是 BCIRG 006 研究。该研究 2011 年正式发表在《新英格兰医学杂志》，5 年 DFS 在 AC 续贯 T 组、AC 续贯 TH 组和 TCH 组分别为 75%、84% 和 81%，AC-TH 和 TCH 组

DFS 在数值上均高于对照组 AC-T（AC-TH *vs.* AC-T *P* < 0.001，TCH *vs.* AC-T *P* = 0.04）。由此奠定了紫杉加铂类药物在 HER2 阳性早期乳腺癌（新）辅助化疗中的地位。在分析该研究结果的时候，我们需要详细研究该研究的设计。该研究计划进行三次期中分析及一次最终分析，对应事件数分别为 300、450、650 和 900。每次分析的 *P* 值分配分别为 0.0002、0.003、0.0111 和 0.0461。2011 年报道时，共出现 656 例 DFS 事件，对应第三次期中分析，*P* < 0.0055 为差异有统计学意义。因此本次研究的结果显示与 AC 续贯 T 组相比，AC 续贯 TH 组 DFS 改善有统计学意义，而 TCH 组 DFS 改善未达统计学意义。同时该研究设计要先比较 AC-T *vs.* AC-TH 和 AC-T *vs.* TCH，若结果有统计学意义，再比较 AC-TH *vs.* TCH，未继续进行 AC-TH *vs.* TCH 的比较，不能得出 AC-TH 和 TCH 方案孰优孰劣的结论（图 7-1）。

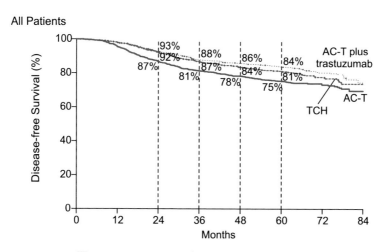

图 7-1　BCIRG 006 研究 2011 年报道生存结果

图片来源：DENNIS SLAMON M D，PH D，WOLFGANG EIERMANN M D，et al. Adjuvant Trastuzumab in HER2-positive breast cancer. N Engl J Med，2011，365：1273-1283.

2015 年 SABCS 大会报道了 BCIRG 006 研究 10 年随访结果，该结果显示 10 年 DFS 在 AC 续贯 T 组、AC 续贯 TH 组和 TCH 组分别为 67.9%、74.6% 和 73%，与对照组 AC-T 相比、AC-TH 和 TCH 组 DFS 的改善均有统计学意义（AC-TH *vs.* AC-T $P < 0.0001$，TCH *vs.* AC-T $P = 0.0011$）。虽然该研究随访 10 年的结果显示 AC-TH 组和 TCH 组的生存较 AC-T 组均获得明显改善，但 AC-TH 组的生存曲线始终位于 TCH 组生存曲线上方，因此根据 BCIRG 006 研究的结果，并不足以说明不含蒽环的方案，疗效与同时包含蒽环和紫杉的方案相同。该结果到目前为止仅在会议报道中提出，未在文章中发表，这也可以算作是 BCIRG 006 研究的一个遗憾（图 7-2）。

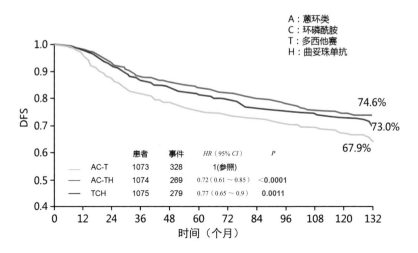

图 7-2　2015 年 SABCS 报道 BCIRG 006 研究随访 10 年生存结果

三、TRAIN-2 研究

TRAIN-2 研究是一项开放标签、随机对照、Ⅲ期临床研究，在荷兰 37 家中心进行，患者入组时间为 2013 年 12 月至 2016 年 1 月，计划入组 438 例 II ～ III 期 HER2 阳性乳腺癌患者。主要目的是研究 HER2+ 乳腺癌患者接受（新）辅助化疗 + 双靶向治疗，在化疗方案的选择上，与紫杉 + 卡铂方案相比，加入蒽环能否提升 pCR 率。预设的分层因素包括：T 分期（T0 ～ 2 *vs.* T3 ～ 4），淋巴结情况（阴性 *vs.* 阳性），受体阳性率（< 10% *vs.* ≥ 10%），年龄（< 50 岁 *vs.* ≥ 50 岁）。主要研究终点为 pCR 率（ypT0/is ypN0）。作者的研究假设为含蒽环类的方案 pCR 率较不含蒽环类的方案升高 18 个百分点（从 43% 升至 61%，研究者指出不含蒽环类的方案 43% 的 pCR 率来源于自己使用 P+Carb+H 的经验，18% 的差异来源于既往研究），以此为基础计算得出样本量共需 394 例，计划入组 438 例，每组 219 例。在两组的化疗方案上，A 组：FEC ×3（剂量分别为 500，90，500 mg/m²，q3w）续贯 Pac+Carb ×6（P：80 mg/m²，d1，d8；Carb：AUC=6，d1 或者 AUC=3，d1，d8；q3w）；B 组：Pac+Carb ×9。在所有 9 个周期（新）辅助化疗中，两组患者均全程使用双靶向抗 HER2 治疗。在辅助治疗阶段，所有患者使用曲妥珠单抗抗 HER2 治疗至 1 年（图 7-3）。

研究设计

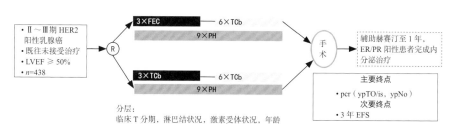

图 7-3　TRAIN-2 研究设计

该研究的结果发表在 2018 年的 *Lancet Oncology*，这次报道的主要是主要终点 pCR 率和（新）辅助治疗阶段不良反应的结果。从研究的主要终点来看，含蒽环类的方案 pCR 率 67%（95% *CI* 60 ～ 73），不含蒽环类的方案 pCR 率 68%（95% *CI* 61 ～ 74）（*P* =0.95）。与以往的认知一致，HR– 患者 pCR 率患者高于 HR+ 患者，但是 HR 相同情况下，是否使用含蒽环类的方案，pCR 率类似。接下来进行的亚组分析，也没有发现在某个亚组当中，使用含蒽环类方案能够带来 pCR 率的明显提升。不良反应方面，3 度或 3 度以上粒细胞减少性发热的发生率，在含蒽环类的方案中明显高于不含蒽环类的方案（10% *vs.* 1%，*P* < 0.0001）。3 度或 3 度以上腹泻的发生率在 TCHP 组更高（12% *vs.* 18%），但差异未达统计学意义。心脏毒性方面，研究定义的 LVEF 下降（下降 ≥ 10 个百分点且降至 50% 以下）的发生率，在含蒽环组为 5%，不含蒽环组为 3%（*P* =0.32）。因此，该研究 2018 年报道为阴性结果，虽然两组在 pCR 率的数值上接近，但该研究的设计是优效性检验，研究未达主要研究终点，则不能得出两者等效或非劣效的结论。单纯根据这个结果，认为不含蒽环类的方案 pCR 率和含蒽环类的方案等同，或者不差于含蒽环类的方案，都是不够严谨的（图 7-4）。

需要指出的是，pCR 率只是生存的替代指标，虽然 pCR 率没有看到明显差异，显示不含铂类方案是有潜力的替代方案，但是我们最关心的仍然是生存的结果，在 2020 年 ASCO 会议上，研究者报道了 TRAIN-2 研究随访的生存资料。在这次会议报道中，两组 3 年 EFS 分别为含蒽环组 92.7%（95% *CI* 88.3 ～ 96.2），不含蒽环组 93.5%（95% *CI* 90.4 ～ 96.6）（*P*=0.90）。类似的，两组的 OS 也未见统计学差异。亚组分析没有发现在某个亚组当中，使用含蒽环类的方案能够带来 EFS 的改善。在这次报道当中，研究定义的 LVEF 下降（下降 ≥ 10 个百分点且降至 50% 以下）

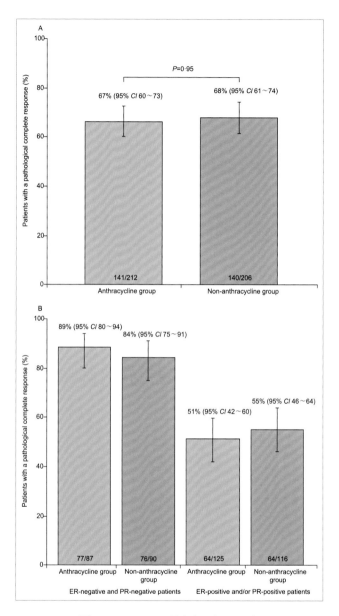

图 7-4　TRAIN-2 研究各亚组 pCR 率

图片来源：VAN RAMSHORST M S，VAN DER VOORT A，VAN WERKHOVEN E D，et al. Neoadjuvant chemotherapy with or without anthracyclines in the presence of dual HER2 blockade for HER2-positive breast cancer（TRAIN-2）：a multicentre，open-label，randomised，phase 3 trial.Lancet Oncol，2018，19：1630-1640.

的发生率，在含蒽环组为 8%，不含蒽环组为 3%（$P=0.044$）。和 2018 年的报道相比，部分含蒽环组的患者对心脏功能的影响在随访期间才表现出来。根据这些结果，TRAIN-2 的研究者认为：3 年随访结果显示，含蒽环方案治疗 II 和 III 期 HER2 阳性乳腺癌的 EFS 和 OS 无显著获益；没有证据表明 HER2 阳性乳腺癌高危患者会从含蒽环方案中明显获益；蒽环类药物的加入可增加发热性中性粒细胞减少和心脏毒性的发生风险。但是在采信这个结论的时候我们需要格外小心，TRAIN-2 研究的主要终点是 pCR 率，样本量是根据预计的 pCR 率的差异进行，该样本量不足以进行生存结果的比较。客观地分析，TRAIN-2 研究的结果提示，HER2+ 乳腺癌患者接受（新）辅助化疗 + 双靶向治疗时，化疗方案选择不含蒽环的方案，可能并不会影响患者的预后，但是该结论目前尚缺少足够的循证医学证据支持，需要进一步进行研究。

另外，有关于 TRAIN-2 研究的几个细节也值得我们关注。首先，之前提到 TRAIN-2 研究的研究假设为含蒽环类的方案 pCR 率较不含蒽环类的方案升高 18 个百分点，18% 的差异来源于既往研究。这是一篇 MD Anderson 肿瘤中心的回顾性分析，研究时间在双靶向治疗成为标准治疗之前，因此纳入的 HER2 阳性乳腺癌患者接受的化疗方案为 PH-FECH（$n=235$ 例）和 TCH（$n=65$ 例）。这篇回顾性分析的结果，含蒽环类方案化疗 pCR 率 61%，不含蒽环类方案化疗 pCR 率 43%（$P=0.016$）。同时，该回顾性分析发现，使用含蒽环类方案化疗的患者，3 年 RFS 和 OS 均优于使用不含蒽环类方案化疗的患者（RFS：93% *vs.* 71%，$P < 0.001$；OS：96% *vs.* 86%，$P=0.008$）。出乎意料的是，即使对于 pCR 的患者，使用含蒽环类方案化疗达 pCR 的患者，3 年 RFS 和 OS 也优于使用不含

蒽环类方案达 pCR 化疗的患者（RFS：97% *vs.* 82%，*P* =0.008；OS：100% *vs.* 76%，*P* < 0.001）。这个结果和我们通常认为的使用不同化疗方案达到 pCR 的患者生存类似不同，提示我们使用不同方案达到 pCR 预后可能也存在差异。由于这是一篇回顾性研究，例数不多，因此证据等级较低。其次，TRAIN-2 研究中研究组和对照组使用的化疗方案均非指南推荐的标准方案，两组患者均术前化疗 9 周期，而且紫杉醇和卡铂的给药方式与标准方案不同，尤其是紫杉醇的剂量偏低（P：80 mg/m²，d1，d8；q3w）。化疗的剂量和周期可能也对结果产生影响。

四、其他研究中提示在双靶向抗 HER2 治疗时代，省略蒽环类药物可能不会影响疗效的证据

APHINITY 研究中包含了一部分化疗方案中不含蒽环类药物的患者（约22%），亚组分析显示 3 年 iDFS 含蒽环类方案与不含蒽环类方案相似。KRISTINE 研究主要是比较 TCbHP 和 T-DM1+P 的疗效，从该研究 2019 年报道的结果来看，TCbHP 组 3 年 IDFS 达 92%，显示了良好的预后结果。

五、TRYPHAENA 研究

TRYPHAENA 研究是一项 II 期安全性研究，纳入人群为可手术的（T2～3，N0～1，M0）或局部进展期（T2～3，N2 or N3，M0；T4A～C，any N，M0）或炎性 HER2+ 乳腺癌。主要目的是研究 HER2+ 局部进展期乳腺癌（新）辅助化疗 + 双靶向治疗，含蒽环类的方案与不含蒽环类方案在心脏耐受性方面的结果。入组人群随机分为三组，治疗方案分别为 A 组：

FEC + HP ×3→T + HP ×3；B 组 FEC ×3→T + HP ×3；C 组：TCHP ×6。共纳入 225 例病例，所有病例辅助治疗阶段使用曲妥珠单抗至 1 年。研究设定的 LVEF 检查方式为辅助治疗阶段每 2 个周期一次，之后 2 年中每半年一次，再之后 2 年中 1 年一次。研究的主要终点是（新）辅助治疗期间的安全性和耐受性（指标为有症状的左室收缩功能障碍 LVSD，及 LVEF 下降 ≥ 10 个百分点且降至 50% 以下），次要终点包括（新）辅助治疗的有效性（pCR），临床反应率（CR+PR）、T2 ～ 3 患者 BCS 率、DFS、PFS 和 OS。TRYPHAENA 研究的结果为描述性结果，未计划进行统计学校验（图 7-5）。

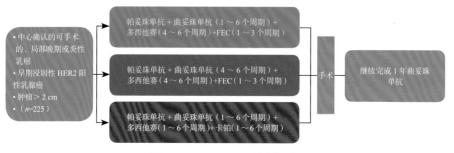

图 7-5　TRYPHAENA 研究设计

TRYPHAENA 研究目前共正式发表研究报道 2 篇，首次报道发表于 2013 年的 *Annals of Oncology* 杂志，本次主要报道的是研究主要终点心脏耐受性方面的结果。（新）辅助治疗阶段心脏不良反应总结如下图（图 7-6），其中 B 组 2 例出现症状性 LVSD 的 1 例在 FEC 期间，1 例在化疗＋靶向期间，均在停药及对症处理后好转。随后在辅助治疗阶段，C 组出现 1 例，随访阶段 B 组出现 1 例症状性 LVSD，均对症处理后缓解。在（新）辅助治疗的疗效方面，三组 pCR 率（ypT0 *vs.* ypN0）分别为 56%、55% 和 64%。

	FEC+HP（×3）→T+HP（×3）（n=72）	FEC+HP（×3）→T+HP（×3）（n=75）	TCHP（×6）（n=76）
LVSD（所有级别）	4（5.6）	3（4）	2（2.6）
症状性 LVSD（≥ 3 级）	0	2（2.7）	0
LVEF 降低 ≥ 10% 且 < 50%	4（5.6）	4（5.3）	3（3.9）

图 7-6　TRYPHAENA 研究 2013 年报道心脏耐受性方面结果

TRYPHAENA 研究随后于 2018 年在 *European Journal of Cancer* 报道了随访的生存结果，3 年 DFS 在 ABC 三组分别为 87%、88% 和 90%，3 年 OS 在 ABC 三组分别为 94%、94% 和 93%。根据以上结果，TRYPHAENA 研究的研究者认为新辅助帕妥珠单抗和曲妥珠单抗同步或序贯于蒽环类的化疗方案给药，或同步于含卡铂而不含蒽环类的化疗方案，有症状的 LVSD 的发生率都较低；随访显示各组之间的 DFS 和 OS 相似。从该研究的研究设计可以得知，研究的主要目的是比较不同（新）辅助治疗方案间心脏安全性指标，疗效为研究次要终点，研究并未计算与验证疗效相关的样本量或进行统计学分析，三组的 pCR 率仅为描述性结果。2018 年报道的生存结果由于类似的原因，仅为探索性的结果。

TRYPHAENA 研究当中，所有患者进行 6 个周期的（新）辅助治疗，使用含蒽环类方案的患者，化疗为蒽环类药物 3 个周期续贯紫杉类药物 3 个周期，疗效很可能不如使用蒽环类药物 4 个周期续贯紫杉类药物 4 个周期，共 8 个周期（新）辅助化疗的患者。BERENICE 研究是另一项双靶联合蒽环紫杉续贯方案（新）辅助治疗的 II 期安全性研究。入组患者被分为两组（非随机，由研究者决定），治疗方案分别为 A 组（n=199）：ddAC ×4 → Pac + PH ×4；B 组（n=198）：FEC ×4 →T + PH ×4。研究的主要终点仍为心脏安全性。结果显示，研究中共 3 名患者经历了 4 次

NYHA Ⅲ / Ⅳ级心衰，都在 A 组发生且在 5 ～ 8 个周期（紫杉联合抗 HER2 治疗），两组 pCR 率分别为 61.8% 和 60.7%。与 TRYPHAENA 研究相比，BERENICE 研究中使用的化疗方案更符合指南推荐，而且包含了蒽环类密集方案，而综合这两项研究的结果，双靶向抗 HER2 治疗联合紫杉类＋卡铂或蒽环类序贯紫杉类，心脏毒性事件发生率均较低。

六、尽早开始抗 HER2 治疗对生存的影响

有省略蒽环类药物的支持者提出，由于担心心脏潜在毒性的增加，蒽环类方案通常和抗 HER2 治疗分开使用，导致使用蒽环续贯紫杉类方案化疗的 HER2 阳性乳腺癌患者，未能在第一时间开始抗 HER2 治疗，而需要待蒽环类方案结束和紫杉类方案一同开始抗 HER2 治疗。抗 HER2 治疗的推迟，可能对患者的预后产生不利影响。ACOSOG Z1041 研究提供了这方面的数据，该研究将 HER2 阳性患者随机分为两组，一组使用蒽环续贯紫杉方案（新）辅助化疗，在紫杉方案同时加用抗 HER2 治疗，另一组使用紫杉续贯蒽环方案（新）辅助化疗，并全程使用抗 HER2 治疗。结果报道两组的 pCR 率并未见明显差异（56.5% *vs.* 54.2%）。2018 年，该研究的随访数据报道，中位随访 5.1 年，两组的 DFS 和 OS 亦未见到差异。类似的，在 TRYPHAENA 研究中，蒽环续贯紫杉方案（新）辅助化疗，全程抗 HER2 治疗组和在紫杉类方案开始加用抗 HER2 治疗组，3 年的 DFS 和 OS 数值接近具有可比性。

七、小结

如果我们接受对于 HER2 阳性的早期或局部进展期乳腺癌，（新）

辅助治疗在使用双靶向抗 HER2 治疗的同时，应该首选不含蒽环类药物的方案，可能的出发点有：①不含蒽环类药物的方案与蒽环紫杉类续贯方案相比，疗效相同；②不含蒽环类药物的方案可以降低不良事件尤其是心脏不良事件的发生风险；③不含蒽环类药物的方案可以尽早开始抗 HER2 治疗，改善患者预后。而这些因素当中，目前有一些证据提示不含蒽环类药物的方案与蒽环紫杉类续贯方案疗效接近，但缺乏足够的统计学效力。心脏不良事件方面，现有证据显示选择含或不含蒽环类方案配合双靶向治疗，均可达到较高的安全性。而不含蒽环方案可以通过尽早开始抗 HER2 治疗达到改善患者预后的目的，目前尚缺乏临床证据的支持。综上所述，近年来随着 HER2 阳性乳腺癌系统治疗疗效的提升，蒽环类药物在整体治疗中的权重是下降的，但目前就认为已经进入了可以省略蒽环类药物的时代，个人认为为时尚早。在临床工作中，应该贯彻个体化的原则，根据患者具体情况选择适合的化疗方案配合抗 HER2 治疗使用。

八、临床实践相关的热点问题

1.（新）辅助治疗方案：AC-THP *vs.* TCbHP？

严颖： 根据现有证据，不论选择含蒽环类的方案或者不含蒽环类的方案，疗效没有看到明显差异，近期的心脏毒性方面事件发生的概率也较低。但是根据既往曲妥珠单抗临床研究随访结果来看，同时使用蒽环类药物和抗 HER2 治疗还是可能带来心脏毒性的增加。在临床工作中我会根据患者的病期选择不同的方案，对于分期较早的患者，选择是否含有蒽环类的化疗区别不明显；对于局部晚期，不可手术的患者，我会更倾向于尽早开始双靶向抗 HER2 治疗，尽快达到降期的效果，增加手术的机会，尽量避免因为抗 HER2 靶向的延迟使用而造成的疾病进展。因此会更倾向于选择 TCbHP 的方案。另外，对于年龄偏大、存在心脏基础疾病的患者，我也会倾向选择 TCbHP 的方案。

罗斌： 在临床工作中，对于 HR 阴性、HER2 阳性的患者，更常用 TCbHP 方案，原因是这部分患者（新）辅助化疗的 pCR 率可以达到 80% 以上。对于 HR 阳性、一般情况较好的患者，或者肿瘤负荷较大的患者，则倾向于选择蒽环序贯紫杉联合抗 HER2 靶向治疗的方案。

樊英： 在临床工作中，我更多选择 TCbHP 方案。因为部分患者可能在蒽环类（新）辅助治疗过程中就出现疾病进展了，这部分患者要尽早开始抗 HER2 治疗。目前临床证据显示两者 pCR 率和远期无复发转移率接近，但是使用蒽环类药物从长期来看还是存在危害心脏的功能，导致影响生存和生活质量的风险。

2. 哪些患者适合 THP 的（新）辅助治疗？ 4 个周期 *vs.* 6 个周期？

樊英： 若患者耐受性良好，会首先考虑 TCbHP 方案，部分耐受性不佳的患者可能考虑 THP 方案，另外 TCbHP 方案使用后卡铂反应比较严重的患者可能会改为 THP 方案。NeoSphere 研究中紫杉类单药 + 双靶向抗 HER2（新）辅助治疗 4 周期与当时的研究设计和要证明的问题有关，该研究辅助治疗阶段又补充了蒽环类化疗，目前来看（新）辅助化疗 4 个周期并不是最优选择。

从 TRAIN-2 的研究结果来看，TCbHP 经典的 6 个周期的（新）辅助治疗方案是否足够，可能也需要进一步讨论。可以根据患者情况，包括 HR 情况等，进行个体化的选择。

罗斌： 在临床工作中，会对一些年龄较大的患者在（新）辅助化疗中选择紫杉类单药 + 双靶向抗 HER2 治疗。如果疗效理想，后续可能不会再补充蒽环类药物。

邸立军： 对于不能耐受标准的 AC-THP 和 TCbHP 方案的患者，可以考虑选择 THP 方案。但 THP 方案与标准方案相比，治疗强度有所降低，若患者耐受性可，尽量完成（新）辅助化疗 6 个周期，后续可能不会再补充蒽环类药物。

3. （新）辅助治疗 TCbHP 或 THP，non-pCR 的患者术后是否进行强化的辅助治疗（T-DM1 *vs.* 蒽环）？

严颖： 目前临床证据提示，（新）辅助治疗未达 pCR 的患者，可从辅助 T-DM1 中获益。前提是（新）辅助治疗应该是标准的治疗方案，AC 续贯 THP 或者 TCbHP。如果（新）辅助治疗使用紫杉类单药 + 双靶向抗 HER2，则难以确定患者是否能够从辅助 T-DM1 中获益。目前的实际情况是并非所有患者都有使用 T-DM1 的条件。

王歆光： 对于耐受性良好的患者，新辅助常规使用蒽环紫杉续贯 + 双靶向抗 HER2 治疗的方案，若未达 pCR，考虑辅助 T-DM1 中获益。由于耐受性不佳而（新）辅助治疗选择 TCbHP 方案的患者，辅助治疗阶段补充蒽环类药物的机会亦不大。

樊英： 临床工作中会遇到 TCbHP 方案（新）辅助治疗效果不佳的患者，由于 T-DM1 的作用机制和紫杉 + 曲妥珠单抗有部分重叠，这种情况下辅助辅助 T-DM1 是否足够？虽然没有足够的临床证据支持，但补充蒽环是否能够让患者获益值得思考。

邸立军： （新）辅助治疗未达 pCR 的患者需要进行辅助治疗强化

是目前的共识。但是不同的强化方案目前尚缺乏对比研究。因此对于 TCbHP 方案（新）辅助治疗未达 pCR 的患者，辅助治疗是直接使用 T-DM1 还是同时选择蒽环和 T-DM1 无法回答，值得进一步研究。

点评与总结

张频：

对 HER2 阳性早期乳腺癌双靶向药物治疗时代（新）辅助化疗中蒽环类药物的取舍问题，从现有证据来看，含蒽环类方案和不含蒽环类方案疗效相近，在备受关注的心脏安全性方面，似乎蒽环类方案也没有加重；所以在临床中选择治疗方案时，应该根据患者既往及基线心功能情况、医师自身的用药经验，在疗效相似的情况下选择毒性更轻、更容易耐受的方案。

延长（新）辅助化疗的周期，可能带来 pCR 率的提高，上述研究也似乎提示这种趋势。对那些化疗敏感、治疗持续有效的患者，延长（新）辅助化疗的周期可能会增加 pCR 的机会，但那些对治疗不敏感的患者，延长治疗获益的机会不大，并增加毒性，一旦肿瘤进展可能失去手术机会。因此还是强调根据疗效进行个体化的判断。

现有临床证据提示，（新）辅助治疗未达 pCR 的患者仍然预后不良，可以从辅助 T-DM1 中获益。但由于费用及药物可及性问题，并非所有患者都能接受 T-DM1 强化治疗。强调（新）辅助治疗应采用标准方案、足够剂量和周期数，争取达到 pCR，改善预后。对于非 pCR 的患者，结合临床及患者自身实际情况，选择术后强化治疗方案，并开展更多的临床研究，探索适合不同人群的辅助强化治疗方案。

参考文献

1. GIANNI L，PIENKOWSKI T，IM Y H，et al. Efficacy and safety of neoadjuvant pertuzumab and trastuzumab in women with locally advanced，inflammatory，or early HER2-positive breast cancer（NeoSphere）：a randomised multicentre, open-label, phase 2 trial. Lancet Oncol, 2012, 13（1）：25-32.

2. SLAMON D，EIERMANN W，ROBERT N，et al. Adjuvant trastuzumab in HER2-positive breast cancer. N Engl J Med，2011，365（14）：1273-1283.

3. VAN RAMSHORST M S，VAN DER VOORT A，VAN WERKHOVEN E D，et al. Neoadjuvant chemotherapy with or without anthracyclines in the presence of dual HER2 blockade for HER2-positive breast cancer（TRAIN-2）：a multicentre, open-label, randomised, phase 3 trial. Lancet Oncol, 2018, 19（12）：1630-1640.

4. BAYRAKTAR S，GONZALEZ-ANGULO A M，LEI X D，et al. Efficacy of neoadjuvant therapy with trastuzumab concurrent with anthracycline- and nonanthracycline-based regimens for HER2-positive breast cancer. Cancer，2012，118（9）：2385-2393.

5. VON MINCKWITZ G，PROCTER M，DE AZAMBUJA E，et al. Adjuvant pertuzumab and trastuzumab in early HER2– positive breast cancer. N Engl J Med，2017，377（2）：122-131.

6. HURVITZ S A，MARTIN M，SYMMANS W F，et al. Neoadjuvant trastuzumab，pertuzumab，and chemotherapy versus trastuzumab emtansine plus pertuzumab in patients with HER2-positive breast cancer（KRISTINE）：a randomised, open-label, multicentre, phase 3 trial. Lancet Oncol, 2018, 19（1）：115-126.

7. SCHNEEWEISS A，CHIA S，HICKISH T，et al. Pertuzumab plus trastuzumab

in combination with standard neoadjuvant anthracycline-containing and anthracycline-free chemotherapy regimens in patients with HER2–positive early breast cancer：a randomized phase Ⅱ cardiac safety study（TRYPHAENA）. Ann Oncol，2013，24（9）：2278-2284.

8. Schneeweiss A，Chia S，Hickish T，et al. Long-term efficacy analysis of the randomised，phase Ⅱ TRYPHAENA cardiac safety study：evaluating pertuzumab and trastuzumab plus standard neoadjuvant anthracycline-containing and anthracycline-free chemotherapy regimens in patients with HER2–positive early breast cancer. Eur J Cancer，2018，89：27-35.

9. SWAIN S M，EWER M S，VIALE G，et al. Pertuzumab，trastuzumab，and standard anthracycline- and taxane-based chemotherapy for the neoadjuvant treatment of patients with HER2–positive localized breast cancer（BERENICE）：a phase Ⅱ，open-label，multicenter，multinational cardiac safety study. Ann Oncol，2018，29（3）：646-653.

10. BUZDAR A U，SUMAN V J，MERIC-BERNSTAM F，et al. Disease-free and overall survival among patients with operable HER2–positive breast cancer treated with sequential vs concurrent chemotherapy：the ACOSOG Z1041（alliance）randomized clinical trial. JAMA Oncol，2019，5（1）：45-50.

讲者：王歆光（北京大学肿瘤医院）

主持与讨论：张频（中国医学科学院肿瘤医院）

罗斌（北京清华长庚医院）

邸立军（北京大学肿瘤医院）

樊英（中国医学科学院肿瘤医院）

严颖（北京大学肿瘤医院）

云间读书系列课程

地舒单抗136临床研究解析
—— 地舒单抗在乳腺癌骨转移中的应用

日期 2020/11/25（周三） 时间 15:30～16:50

大会主席

邱立军
北京大学肿瘤医院

大会讲者

梁 旭
北京大学肿瘤医院

讨论嘉宾

关 印
首都医科大学北京朝阳医院

严 颖
北京大学肿瘤医院

扫一扫看视频

特邀嘉宾

张 频
中国医学科学院肿瘤医院

张永强
北京医院

会议议程	时间	内容	讲者
	15:30～15:40	主席致辞	邱立军
	15:40～16:10	Study 136: 乳腺癌骨转移治疗的新选择——地舒单抗	梁 旭
	16:10～16:40	讨论: 乳腺癌骨转移的治疗方案 1. 骨改良药物的疗效如何评价? 2. 骨改良药物的用药时机，以及用药 周期时长(1 年 *vs.* 2 年)? 3. 乳腺癌骨转移患者中哪些是地舒单抗的优势人群?	讨论嘉宾: 关 印 严 颖 特邀嘉宾: 张 频 张永强
	16:40～16:50	点评与总结	

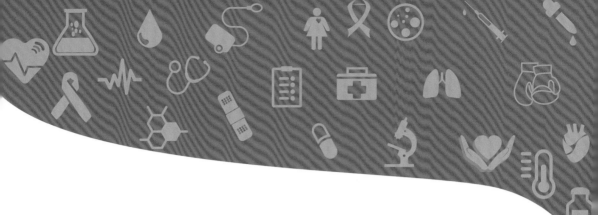

地舒单抗 136 临床研究解析
——地舒单抗在乳腺癌骨转移中的应用

一、 地舒单抗 136 临床研究背景与历程

骨是很多实体瘤转移的高发器官，晚期乳腺癌骨转移的发生率更居于首位，高达 65% ~ 70%。首发症状为骨转移的患者占 27% ~ 50%。其中椎体是乳腺癌骨转移的常见部位，约为 50%，其次是肋骨、骨盆、颅骨、肱骨等。不同分子分型骨的转移发生率也各不相同，以 HR+HER2− 乳癌发生率最高，接近 80%。如果实体瘤骨转移会引发骨相关事件（SREs），主要包括骨放疗、脊髓压迫、病理性骨折、骨手术、恶性高钙血症方面的严重危害。同时，在乳腺癌患者中，有研究证明经过 2 年研究随访，64% 乳腺癌骨转移的患者会出现 SREs。未使用骨改良药物干预的乳腺癌骨转移患者平均 7 个月，即出现首次 SRE。

骨转移的治疗包括手术治疗、局部放疗和骨改良药物治疗。《中国抗癌协会乳腺癌诊治指南与规范（2019 年版）》指出，乳腺癌骨转移治疗目标是预防和治疗 SRE，缓解疼痛，恢复功能和改善生活质量，最终控制肿瘤进展并延长生存期。在过去的几十年中，双膦酸盐是最常使用的骨改良药物。双膦酸盐（bisphosphonates，BPs）是无机焦膦酸盐（phosphonophosphinate，PPi）的有机类似物，双膦酸盐使用后，迅速从血液循环进入骨组织，并与矿化骨基质结合，优先于骨吸收过程中的活跃骨重塑区域结合，这种优先结合导致破骨细胞吸收腔中双膦酸盐的含量非常高。在骨吸收过程中，破骨细胞内双膦酸盐作为类似物阻断甲羟戊酸途径，最终破坏破骨细胞功能或导致细胞死亡。本着一代更比一代强的原则，目前，双膦酸盐类药物已经发展至第三代：第一代代表药物包括依替膦酸钠、氯屈膦酸钠；第二代代表药物包括帕米膦酸钠、阿仑膦酸钠；第三代代表药物有利塞膦酸钠、伊班膦酸钠和唑来膦酸钠。从作用强度上来看，第三代药物唑来膦酸钠和伊班膦酸钠的作用强度位居一、二；第二、第三代药物最大的进步就是疗效更好，并且输注更方便。帕米膦酸需要输注 2 个小时以上，而唑来膦酸的输注时间可以缩短至半个小时甚至 15 分钟。在骨改良药物的选择上，CSCO 乳腺癌临床诊疗指南将唑来膦酸（1A）和伊班膦酸（2A）列为一级推荐，帕米膦酸（1B）列为二级推荐。

虽然三代双膦酸盐在骨转移的治疗中已经应用了十几年，但其疗效仍不太令人满意。在唑来膦酸的大型 III 期临床试验中，依然观察到 38% ~ 43% 的实体肿瘤患者在接受唑来膦酸治疗时经历了 SRE，基于骨转移的 RANK/RANKL 通路的新型靶向药物地舒单抗应运而生。

地舒单抗是首个被用于抑制核因子 κB 受体激活剂及骨质疏松、其他骨骼疾病的药物。RANKL 与其在破骨细胞前体上的受体 RANK 结合是破骨细胞增殖、成熟、活化和存活的必要条件。骨保护素是 RANK 的一种可溶形式，RANKL 的诱导受体，可以干扰 RANK/RANKL 的结合及抑制破骨细胞的活性。在动物实验模型中，OPG 的运用可以降低骨质吸收并增加骨量。已知 OPG/RANKL-RANK 骨调节轴是影响破骨细胞分化、发育、调节其功能最终的唯一途径，故而在这条通路上的研究受到极大关注。地舒单抗是一种人免疫球蛋白 G2（IgG2）单克隆抗体，是首个精准靶向的 RANKL 抑制剂，对 RANKL 具有高特异性和亲和性。RANK 受体信号传导促进了骨质溶解和肿瘤生长。地舒单抗通过与 RANKL 结合，阻止其激活破骨细胞、破骨细胞前体和破骨细胞样巨细胞表面的 RANK，从而达到抑制肿瘤生长和减少骨破坏的目的。

乳腺癌骨转移的大型 Ⅲ 期临床研究 136 研究比较了地舒单抗和唑来膦酸对乳腺癌患者骨转移的治疗效果，该研究的结果也于 2010 年发表在 *JCO* 上，随后的该项研究关于疼痛控制、生活质量改善、长期用药安全等研究结果也随后陆续发表。本文后续针对地舒单抗 136 研究的具体数据进行介绍及分析。

地舒单抗 136 研究比较了地舒单抗和唑来膦酸对乳腺癌患者骨转移的治疗效果。这项随机双盲试验共纳入欧洲、北美、南美、澳洲、亚洲（以日本为代表）等 322 个中心的 2046 例乳腺癌骨转移患者，患者从确诊为乳腺癌骨转移至入组的中位间隔时间为 2 个月。这些患者随机分为两组，一组每 4 周接受皮内注射地舒单抗 120 mg 和静脉注射安慰剂（$n=1026$）治疗，另一组每 4 周静注唑来膦酸 4 mg（持续不少于 15 分钟）或皮内注射安慰剂（$n=1020$）治疗。所有患者强烈建议每日补充钙剂（$\geqslant$ 500 mg）和维生素 D（$\geqslant 400$ U）。当基线肌酐清除率 $\leqslant 60$ mL/min 时调整静注药物（如安慰剂或唑来膦酸）剂量，或暂时停药（直到血清肌酐恢复至基线值的 10% 以内）以避免肾功能进一步恶化。

二、地舒单抗 136 临床研究设计

1. 地舒单抗 136 临床研究设计（图 8-1）

地舒单抗 3 项关键 Ⅲ 期研究——对比唑来膦酸在骨转移患者的疗效和安全性优势

研究设计：多中心，随机，双盲双模拟，阳性对照，Ⅲ 期临床试验

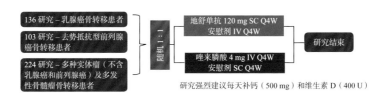

主要研究终点：首次出现 SRE 的时间（非劣效）
次要终点：首次出现 SRE 的时间（优效），首次及随后出现 SRE 的时间
探索性终点：治疗 13 周后 uNTx 较基线变化的百分比

图 8-1　地舒单抗 136 研究设计

图片来源：STOPECK A T，LIPTON A，BODY J J，et al. Denosumab compared with zoledronic acid for the treatment of bone metastases in patients with advanced breast cancer：a randomized，double-blind study. J Clin Oncol，2010，28（35）：5132-5139.

主要研究终点是首次发生 SRE 的时间（非劣效性检验）。次要研究终点包括首次发生 SRE 的时间（优效性检验）；首次及随后发生 SRE 的时间（多事件分析）。再次发生的 SRE 必须与最近一次的 SRE 相隔至少 21 天，以确保两者无相关性（如发生病理性骨折后接受手术治疗或单疗程中的多次放射治疗，不会被单独记为独立的 SRE）。安全性终点包括不良事件（AE）的发生率，实验室检查的变化及抗地舒单抗抗体的发生率。

本研究同时进行了生活质量改善效果的随访，使用的问卷为 FACT-G，共 27 个问题，评分较基线提高 5 分或以上即认为生活质量有显著改善。此外，还有疼痛相关评分及对药物肾脏毒性的监测。

2. 地舒单抗 136 临床研究入组标准

①符合条件的患者年龄 ≥ 18 岁；②有组织学或细胞学证实的乳腺癌；③当前或影像学（X 线片、计算机断层扫描或磁共振成像）显示至少有一处骨转移的证据；④具有足够的器官功能；⑤排除肌酐清除率低于 30 mL/min 的患者（唑来膦酸不可用于肾功能不全的患者）；⑥ ECOG PS 0 ~ 2。

3. 地舒单抗 136 临床研究方案和用药情况

患者被随机分为每 4 周皮内注射 120 mg 地舒单抗和静脉注射安慰剂（n=1026）或静脉注射 4 mg 唑来膦酸和皮内注射安慰剂（n=1020）两组。建议所有患者每日补充钙和维生素 D。主要终点是首次进行 SRE 研究的时间（定义为病理性骨折、骨放疗或手术或脊髓压迫）。

地舒单抗 136 研究在 2006 年 4 月至 2007 年 12 月招募了患者，到 2009 年 3 月首次数据分析终止研究，该研究从第一例患者入组到终止一共持续了 34 个月，入组患者的中位在研时间是 17 个月。两组患者在年龄、更年期状态、ECOG 状态、HR 和 HER2 状态、内脏转移情况和全身治疗方案等特征上基本平衡。

4. 地舒单抗 136 临床研究结果

总体来看与唑来膦酸组相比，地舒单抗组首次发生 SRE 的风险下降了 18%，（HR=0.82，95% CI 0.71 ~ 0.95，非劣效性检验 P < 0.001；优效性检验 P = 0.01，具体结果见图 8-2A），与唑来膦酸组相比，地舒单抗组的疗效随着时间推移保持一致，地舒单抗组和唑来膦酸组首次发生 SRE 的时间分别为未达到 $vs.$ 26.4 个月。与唑来膦酸组相比，地舒单抗组

发生多次 SRE 的风险（首次及随后 SRE 的时间）降低了 23%（*RR*=0.77，95% *CI* 0.66 ～ 0.89，*P* = 0.001，具体结果见图 8-2B）。两组患者的总生存和疾病进展无显著差异。地舒单抗降低了平均骨骼发病率，地舒单抗组每年每个患者发生 SRE 的事件数为 0.45 次，唑来膦酸组为 0.58 次，地舒单抗组将平均骨骼发病率的风险降低了 22%，（0.45 *vs.* 0.58 事件 / 每年 / 每个患者，*P*=0.004）。同时地舒单抗 136 研究的探索性研究提示，地舒单抗治疗与唑来膦酸相比可以引起更高的骨转换标志物的下降。此外，研究第 13 周对比基线，地舒单抗组骨转换标志物降低更明显，uNTx/Cr 分别降低了 80% 和 68%（*P* < 0.001）；BSAP 分别平均降低了 44% 和 37%（*P* < 0.001）（图 8-3）。

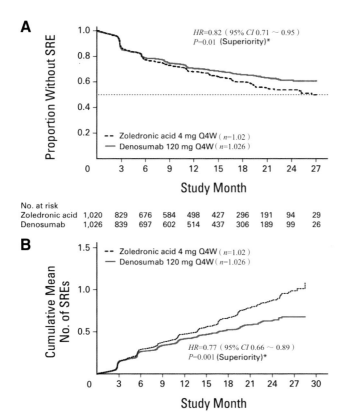

首次发生 SREs 的时间（A）；首次和后续 SREs（多事件分析）的时间（B）。

图 8-2 地舒单抗 136 临床研究主要研究终点

图片来源：STOPECK AT，LIPTON A，BODY J J，et al. Denosumab compared with zoledronic acid for the treatment of bone metastases in patients with advanced breast cancer: a randomized, double-blind study.J Clin Oncol，2010，28（35）：5132-5139.

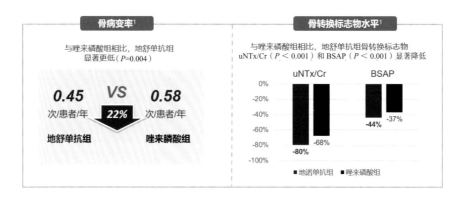

图 8-3　患者骨病变率和基线对比 13 周时骨转换标志物水平

图片来源：STOPECK A T，LIPTON A，BODY J J，et al. Denosumab compared with zoledronic acid for the treatment of bone metastases in patients with advanced breast cancer：a randomized，double-blind study.J Clin Oncol，2010，28（35）：5132-5139.

地舒单抗 136 研究的安全性分析，提示肾脏损害、急性期反应、疼痛等相关不良反应，地舒单抗组显著低于唑来膦酸组；牙疼、低钙血症更常见于地舒单抗组。下颌骨坏死（osteonecrosis of the jaw，ONJ）发生率低，在地舒单抗组为 2%，唑来膦酸组为 1.4%，但无显著统计学差异（图 8-4）。

		Denosumab (*n*=1,020)		Zoledronic acid (*n*=1,013)	
		No.	%	No.	%
Pyrexia		170	16.7	247	24.4
Bone pain		186	18.2	238	23.5
Arthralgia		250	24.5	291	28.7
Anemia		192	18.8	232	22.9
Chills		29	2.8	58	5.7
Pain		72	7.1	97	9.6
Renal failure		2	0.2	25	2.5
Dyspepsia		52	5.1	74	7.3
Lumbar vertebral fracture		35	3.4	56	5.5
Increased alanine aminotransferase		28	2.7	47	4.6
Edema		22	2.2	40	3.9
Hypercalcemia		17	1.7	35	3.5
Metastases to spine		9	0.9	21	2.1
Skin hyperpigmentation		7	0.7	19	1.9
Hyperthermia		4	0.4	15	1.5
Bronchospasm		2	0.2	10	1.0
Increased blood urea		0	0.0	8	0.8
Acute renal failure		1	0.1	7	0.7
Toothache		57	5.6	37	3.7
Hypocalcemia		56	5.5	34	3.4

-10　-5　0　5　10
Risk difference (%)

Favors Denosumab　　Favors Zoledronic acid

图 8-4　两组不良事件森林图比较

图片来源：STOPECK A T，LIPTON A，BODY J J，et al. Denosumab compared with zoledronic acid for the treatment of bone metastases in patients with advanced breast cancer：a randomized，double-blind study.J Clin Oncol，2010，28（35）：5132-5139.

三、 地舒单抗相较唑来膦酸显著推迟疼痛加重时间

地舒单抗 136 研究后续对入组患者疼痛改善情况做出报道，和唑来膦酸相比，地舒单抗对于疼痛程度的加重有进一步延迟的趋势。同时，对于基线状态没有或者仅有轻度骨转移疼痛的患者，与唑来膦酸相比，地舒单抗组疼痛进展至中重度的中位时间延迟了近 4 个月（9.7 个月 *vs.* 5.8 个月；*HR*=0.78，95% *CI* 0.67 ～ 0.92，*P*=0.0024）（图 8-5）。两组有相似的疼痛改善时间。

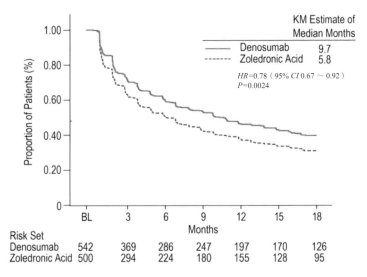

图 8-5　基线状态没有或者仅有轻度骨转移疼痛的患者经治疗后进展至中重度疼痛的时间

图片来源：CLEELAND C S，BODY J J，STOPECK A，et al. Pain outcomes in patients with advanced breast cancer and bone metastases：results from a randomized，double-blind study of denosumab and zoledronic acid.Cancer，2013，119（4）：832-838.

在疼痛对日常生活的干扰方面，地舒单抗对总体疼痛干扰进展的延迟有优于唑来膦酸的趋势。同时，对基线时无疼痛或仅有轻微疼痛的患者

（图 8-6），地舒单抗与唑来膦酸相比，在延迟疼痛对日常活动、情感及总体的干扰都有更优的趋势。

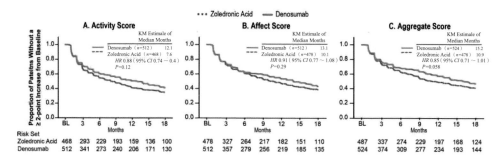

图 8-6　基线状态没有或者仅有轻度骨转移疼痛的患者，对日常活动的干扰、对情感的干扰及总体干扰三方面的进展时间

　　图片来源：CLEELAND C S，BODY J J，STOPECK A，et al. Pain outcomes in patients with advanced breast cancer and bone metastases：results from a randomized，double-blind study of denosumab and zoledronic acid.Cancer，2013，119（4）：832-838.

四、地舒单抗较唑来膦酸对乳腺癌患者生活质量改善更显著

　　生活质量方面，两个治疗组基线时的 FACT-G 总得分中位数为 74，这与在其他转移性乳腺癌患者中观察到的结果一致。地舒单抗组生活质量显著提高（FACT-G 评分较基线提高 5 分或以上）的患者占比较唑来膦酸组高 10%（图 8-7A）。基线时无疼痛或仅有轻度疼痛（BPI-SF 评分为 0 ～ 4 分）患者的 HRQoL 生活质量评分，地舒单抗组生活质量评分显著提高的患者占比较唑来膦酸组高 14%（图 8-7B），而疼痛评分为 5 ～ 10 的患者，地舒单抗组生活质量评分显著提高的患者占比较唑来膦酸组高 9%。

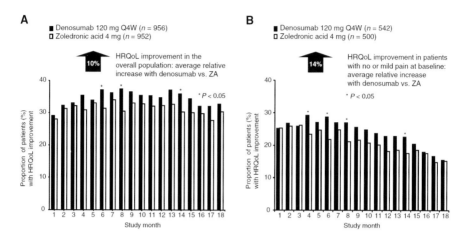

图 8-7　地舒单抗对比唑来膦酸改善改善患者生活质量

图片来源：MARTIN M，BELL R，BOURGEOIS H，et al. Bone-related complications and quality of life in advanced breast cancer：results from a randomized phase Ⅲ trial of denosumab versus zoledronic acid.Clin Cancer Res，2012，18（17）：4841-4849.

五、骨改良药物长期用药的安全性

2016 年报道的双盲研究（地舒单抗 136 研究）+ 开放扩展研究分析了地舒单抗长期用药的安全性。其中乳腺癌骨转移患者中地舒单抗用药的中位暴露时间为 19 个月。136 研究中地舒单抗组 ONJ 发生率略高于唑来膦酸组（1.7% vs.1.2%），但无显著性差异。双盲研究（地舒单抗 136 研究）+开放扩展研究中，地舒单抗组 ONJ 发生率 2.5%。随着用药时间的延长发现 ONJ 发生率与骨改良药物使用时间呈正相关。其中 42% 的 ONJ 患者治疗后口腔黏膜可以完全覆盖暴露的骨骼，但需要注意 SRE 发生率也随时间增加，并且 SRE 发生的风险比远超过 ONJ 的风险比，因此在临床中我们需要权衡风险与获益。

基于一系列临床研究的探索，地舒单抗先后被美国食品药品监督管理局获批用于骨质疏松、实体瘤骨转移、骨巨细胞瘤、恶性肿瘤高钙血症等领域。2019 年 5 月地舒单抗被中国药品监督管理局批准用于骨巨细胞瘤。2020 年 11 月 20 日，地舒单抗再次获批用于预防实体瘤骨转移及多发性骨髓瘤引起的 SRE。地舒单抗 136 研究是一项多中心Ⅲ期临床试验，共纳入 2046 例晚期乳腺癌骨转移患者，对比了地舒单抗与唑来膦酸的疗效。研究结果显示，地舒单抗组较唑来膦酸组至研究期间首次 SRE 的时间显著延长（未达到 *vs.* 26.4 个月），研究期间多次 SRE 风险降低 23%。在对疼痛的延缓方面，地舒单抗组也显著优于唑来膦酸组，中重度疼痛的出现显著推迟 3.9 个月。对生活质量的改善同样是地舒单抗组更胜一筹，HR QoL 改善的患者比例较唑来膦酸组高 10%。相信这一药物会为乳腺癌骨转移的患者带来更优的治疗效果。

六、临床实践相关的热点问题

1. 骨改良药物的疗效如何评价？

严颖：骨改良药物相关的临床试验的主要研究终点一般设置为 SRE，用于评价骨改良药物的疗效。但在临床实践中，患者全身治疗效果也会影响骨改良药物的疗效评价。如果患者全身治疗（如化疗、内分泌治疗、靶向治疗等）效果好，骨转移病灶成骨成分增加，能够降低 SRE 的发生风险；反之，如果全身治疗效果不好，骨转移病灶进展，骨破坏加重，患者发生 SRE 的概率会明显增加。

另一方面，参考地舒单抗 136 研究，它纳入的患者标准是主要是只要患者有一个部位的骨转移，经过 X 线或 CT 检查确诊，只要有病灶转移就可以用骨改良药物。但它实际上没有进一步划分和评估这个转移病灶发生 SREs 的风险，如肋骨的转移和脊柱等承重骨的转移，发生 SREs 的风险是明显不同的，并且骨转移的部位不同也会影响到患者的生存期和生活质量。缺乏细致的划分，单独以 SREs 发生率作为疗效评价标准是存在一些局限性的。由于考虑到临床试验施行的可行性，目前以 SREs 作为骨改良药物的主要疗效评价指标，是可以被认可的。

关印：乳腺癌骨转移的疗效评价不同于其他内脏转移的评价，按照 RECIST 标准，骨转移作为可评价不可测量的非靶病灶，在疗效评价中不能应用我们非常熟悉的 RECIST 标准作为骨改良药物的评价标准。基于目前骨改良药物在随机对照研究（RCT 研究）中通常所选用的标准，SREs 的发生还是可以相对客观地评价药物的疗效的。同时在研究的生物标志物的探索性分析中我们也可以发现，一些包括尿 I 型胶原交联氨基末端肽（uNTX）在内的骨转换标志物的快速下降也可以侧面反映药物的短期疗效。

2. 骨改良药物的用药时机，以及用药周期（1 年 *vs.* 2 年）？

梁旭：目前国内外指南对于骨改良药物的使用时长缺乏统一标准，以双膦酸盐为例，NCCN 指南在 2020 版中已经基于 ZOOM 研究和 OPTIMIZE-2 等研究的结果，将双膦酸盐的使用时间调整为了每 3 个月一次。而 ESMO 指南倾向于双膦酸盐每个月一次，连续使用 3 ～ 4 个月情况稳定下来以后，调整为每 3 个月一次，使用至 2 年。地舒单抗目前的给药方式推荐 120 mg 每 4 周一次，是否可以拉长用药间隔，目前尚无循证医学证据。地舒单抗延长用药间隔的研究目前正在开展，预计 2021 年年底会有初步报道，到时候会为我们提供更多的用药方式的依据。

邱立军：骨改良药物在使用间隔和时间上，目前来讲大部分的数据是基于双膦酸盐的研究，国内指南中还是推荐 4 周一次，总时长直至 2 年。拉长用药间隔的方法，如每 12 周一次，还需要更多的数据去证实，目前相关研究的证据水平不高。肿瘤医生在临床中可以针对患者的情况做个体化的处理。对于骨转移经长期治疗后比较稳定的患者，可以给予延长用药间隔的给药方式，当患者病情进展时应该及时调整用药并恢复正常用药方式。

张频：地舒单抗和唑来膦酸的作用机制是不同的，地舒单抗作为单抗类靶向药物，可以快速和血中的 RANKL 结合，起效较快，对疼痛的缓解非常迅速，因此无论是单纯的骨转移或全身疾病伴有症状的骨痛时，我们都可给予地舒单抗作为初始治疗。同时对于双膦酸盐类长期使用中出现骨转移进展的患者，在调整全身治疗方案的同时也应调整骨改良药物，地舒单抗作为作用机制不同的靶向药物，为我们提供了很好的治疗选择。

张永强：对于乳腺癌多发骨转移的患者，目前我们的治疗还是以中国骨转移临床专家共识为准，临床实践中推荐乳腺癌骨转移全身治疗基础上加用唑来膦酸或伊班膦酸或帕米膦酸二钠或地舒单抗每个月一次。双膦酸盐的用药时间可达 2 年或更长时间，超过 2 年的双膦酸盐用药具有更好的生存优势；地舒单抗使用 1 年半是合理的，超过 2 年用药还需要进一步的数据支持。对于治疗后稳定的骨转移，我们可以适当拉长用药间隔，调整为 2～3 个月一次。

严颖：骨改良药物的用药时机根据专家共识是明确骨转移诊断后就应该尽早使用，唑来膦酸在 2 年之内使用，这是有循证医学证据的。对于更长时间的唑来膦酸使用需要权衡患者的获益与安全性，主要是唑来膦酸的肾脏毒性和下颌骨坏死的不良反应。地舒单抗的用药时长在既往临床研究显示中位用药时间 19 个月，还是相对安全的。

3. 乳腺癌骨转移患者中哪些是地舒单抗的优势人群？

邱立军：乳腺癌骨转移患者中高钙血症时有发生，是恶性肿瘤的急重症，当高钙血症时间较长造成患者肾功能损害时，双膦酸盐的使用需要非常谨慎，所以对于高钙血症急性肾损害的患者，地舒单抗优势比双膦酸盐更大，地舒单抗不经过肾脏代谢，不需要调整用药剂量。同时疫情期间应该充分考虑患者用药的便捷性，双膦酸盐需要静脉输注，目前入院治疗往往要进行新冠肺炎的排查，地舒单抗只需皮内注射，提供了很好的便利性。在用药安全性上，使用双膦酸盐类药物的患者感冒样的症状发生率比较高一些，第一次用双膦酸盐会出现发烧、感冒、寒战的情况，有些患者甚至会出现连续多日的发热，而地舒单抗 136 研究中告诉我们，这一不良反应的发生率只有唑来膦酸的三分之一。

张永强：地舒单抗的说明书中提到在 87 例肾功能不同程度受损的患者中进行了临床研究，从读书报告中我们了解到，在这部分肾功能不全甚至透析中的患者中有短期使用的安全性数据。基于这些结果，在临床工作中，对于乳腺癌患者合并肾功能受损或者我们需要使用肾毒性较大的化疗药物时，我们可以优先考虑联合使用地舒单抗作为骨保护剂。

点评与总结

邱立军：近年来，我国乳腺癌的发病率逐年上升，尽管治疗手段逐渐丰富，治疗策略日趋成熟，治疗效果日益进步，但是仍有 15% ～ 30% 的患者最终会发展至疾病晚期，当肿瘤发展至晚期，其治疗应以延长患者生存期、提高生活质量为主要目的。骨转移是乳腺癌转移的常见部位之一，多年来，静脉注射双磷酸盐（主要是唑来膦酸）是乳腺癌骨转移系统治疗的主要方法，其可有效预防 SRE。但患者即便使用双膦酸盐类的药物，骨转移出现进展后，我们会给予全身用药方案的调整及针对骨转移的局部治疗，在骨改良药物方面一直以来没有明显的进步，地舒单抗在国外上市已有 10 年之久，中国患者直到 2019 年才有机会使用到这一新型的靶向药物，我们也借此机会对地舒单抗的研究数据做一个深入的解读和复习。

地舒单抗是核因子活化因子受体配体（RANKL）的全人化单克隆抗体，可特异性结合人 RANKL，抑制破骨细胞活性，减少骨吸收，从而减少肿瘤引起的骨破坏和 SRE。这项发表在 J Clin Oncol 的研究头对头比较了乳腺癌骨转移患者接受地舒单抗和唑来膦酸治疗后骨相关事件的发生情况，结果显示，与唑来膦酸相比，地舒单抗可显著延缓乳腺癌骨转移患者首次发生 SRE 的时间，并显著降低后续再次发生 SRE 的风险。在研究开始后的第 6 个月即可观察到地舒单抗治疗的疗效，两组患者之间治疗的绝对差异在整个研究中持续增加。在地舒单抗 136 研究的各个亚组分析中基本都可以看到地舒单抗的优势。同时在后续关于疼痛和生活质量改善方面的报道也展现了这一新型靶向药物的疗效。

需要特别注意的是，乳腺癌骨转移的患者是一个长期的治疗过程，骨改良药物需要长期使用，随着使用时间的延长，不良反应的发生率也会越来越高，医生需要权衡患者在治疗中的风险和获益，为患者做出正确的治疗决策。长期使用双膦酸盐的肾脏毒性是已知的不良事件，尽管在研究过程中已根据患者的肾功能调整了药物剂量，但唑来膦酸组与肾脏毒性相关的不良事件发生率仍然较高。而地舒单抗的降解可能是通过网状内皮系统细胞中的非特异性分解代谢，不依赖于肾功能，因此，对慢性肾功能衰竭和肾功能不全的骨转移患者，以及接受铂类化疗药物治疗的转移性乳腺癌患者，地舒单抗可提供新的治疗选择。此外，两组患者 ONJ 的发生率无显著差异，大部分发生 ONJ 的患者都存在拔牙、口腔卫生差或假牙等已知的 ONJ 危险因素，这意味着治疗前可预估 ONJ 的风险。这也提示肿瘤医生，在使用此类药物之前，一定要充分评估患者的口腔情况。

综上所述，地舒单抗为乳腺癌骨转移患者提供了新的治疗选择，皮内注射方便快捷等优势也使其在疫情期间为患者带来了获益。期待其尽快纳入医保，让更多的乳腺癌骨转移患者从中获益。

参考文献

1. 江泽飞，陈佳艺，牛晓辉，等. 乳腺癌骨转移和骨相关疾病临床诊疗专家共识（2014 版）. 中华医学杂志，2015，95（4）：241-247.

2. GONG Y，LIU Y R，JI P，et al. Impact of molecular subtypes on metastatic breast cancer patients：a SEER population-based study. Scientific Reports，2017，7：45411.

3. BERENSON J R，LICHTENSTEIN A，PORTER L，et al. Efficacy of pamidronate in reducing skeletal events in patients with advanced multiple myeloma. Myeloma Aredia Study Group. N Engl J Med，1996，334（8）：488-493.

4. LIPTON A，THERIAULT R L，HORTOBAGYI G N，et al. Pamidronate prevents skeletal complications and is effective treatment in women with breast carcinoma and osteolytic bone metastases. Cancer，2000，88（5）：1082-1090.

5. 中国抗癌协会乳腺癌专业委员会 . 中国抗癌协会乳腺癌诊治指南与规范（2019 年版），中国癌症杂志，2019，29（8）：609-679.

6. ROELOFS A J，THOMPSON K，GORDON S，et al. Molecular mechanisms of action of bisphosphonates：current status. Clin Cancer Res，2006，12（20）：6222s-6230s.

7. FRED S，GLEASON D M，ROBIN M，et al. Long-term efficacy of zoledronic acid for the prevention of skeletal complications in patients with metastatic hormone-refractory prostate cancer. J Natl Cancer Inst，2004（11）：879-882.

8. 牛晓辉，刘巍峰 . 地舒单抗临床应用安全性的思考 . 中国骨与关节杂志，2018，7（9）：641-645.

9. THOMAS D，HENSHAW R，SKUBITZ K，et al. Denosumab in patients with giant-cell tumour of bone：an open-label，phase 2 study. Lancet Oncology，2010，11（3）：275-280.

10. STOPECK A T，LIPTON A，BODY J J，et al. Denosumab compared with zoledronic acid for the treatment of bone metastases in patients with advanced breast cancer：a randomized，double-blind study. J Clin Oncol，2010，28（35）：5132-5139.

11. CLEELAND C S，BODY J J，STOPECK A，et al. Pain outcomes in patients with advanced breast cancer and bone metastases：results from a randomized，double-blind study of denosumab and zoledronic acid. Cancer，2013，119（4）：832-838.

12. MARTIN M，BELL R，BOURGEOIS H，et al. Bone-related complications and quality of life in advanced breast cancer：results from a randomized phase Ⅲ trial of denosumab versus zoledronic acid. Clin Cancer Res，2012，18（17）：4841-4849.

13. STOPECK A T，FIZAZI K，BODY J J，et al. Safety of long-term denosumab

therapy：results from the open label extension phase of two phase 3 studies in patients with metastatic breast and prostate cancer. Support Care Cancer，2016，24（1）：447-455.

讲者：梁旭（北京大学肿瘤医院）

讨论与特邀嘉宾：邱立军（北京大学肿瘤医院）

关印（首都医科大学北京朝阳医院）

严颖（北京大学肿瘤医院）

张频（中国医学科学院肿瘤医院）

张永强（北京医院）

云间读书系列课程

IMpassion130/131 & KEYNOTE 355研究解析
—— 免疫治疗在三阴性晚期乳腺癌一线治疗中的地位和作用

日期 2020/12/7 (周一)　　　**时间** 19:30~20:50

大会主席

杨俊兰
中国人民解放军总医院

大会讲者

关 印
首都医科大学北京朝阳医院

讨论嘉宾

刘毅强
北京大学肿瘤医院

张 帆
中国人民解放军总医院

严 颖
北京大学肿瘤医院

特邀讲者

万冬桂
中日友好医院

邸立军
北京大学肿瘤医院

扫一扫看视频

会议议程

时间	内容	讲者
19:30~19:40	主席致辞	杨俊兰
19:40~20:10	IMPASSION 130/131 & KEYNOTE 355: 免疫治疗在三阴性晚期乳腺癌一线治疗中的地位和作用	关 印
20:10~20:40	讨论: **晚期 TNBC 的免疫治疗** 1.PD-L1+晚期TNBC 一线治疗首选免疫治疗+化疗? 2. 疗效是否与免疫治疗联合的化疗方案有关 (如白蛋白结合型紫杉醇, 紫杉醇/多西他赛, 或其他)? 3. PD-L1 的检测方法探讨	讨论嘉宾: 刘毅强 张 帆 严 颖 特邀嘉宾: 万冬桂 邸立军
20:40~20:50	点评与总结	

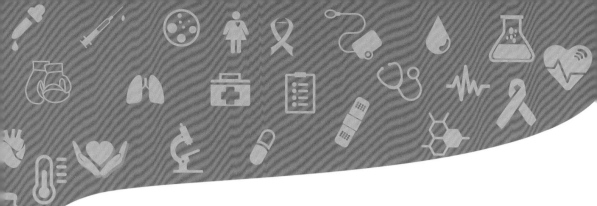

IMpassion130/131 & KEYNOTE 355 研究解析

——免疫治疗在三阴性晚期乳腺癌一线治疗中的地位和作用

一、 研究背景

三阴性乳腺癌（triple negative breast cancer，TNBC）是指 ER、PR、HER2 表达均为阴性的一类乳腺癌，占所有乳腺癌患者的 15% ～ 20%，这类乳腺癌的恶性程度高、肿瘤侵袭性强、预后较差。晚期 TNBC（metastatic TNBC，mTNBC）的治疗通常以化疗为主，但患者的中位 OS 仅为 12 ～ 18 个月，生存获益有限，治疗策略急需改进。免疫检查点是在人体免疫系统中起保护作用的分子，它可以防止 T 细胞被过度激活而导致的炎症损伤。而肿瘤细胞利用人体免疫系统这一特性，通过使免疫检查点分子过度表达，抑制人体免疫系统反应，逃脱人体免疫监视与杀伤，从而促进肿瘤细胞的生长。以程序性死亡（programmed death，PD）-1/ 及其配体（PD-L1）等免疫检查点抑制剂为代表的免疫治疗近年在许多瘤种治疗中都取得了重大进展，在 TNBC 领域也有突破，改善了 TNBC 患者的预后，但目前在 mTNBC 一线免疫联合化疗的三项 Ⅲ 期研究（IMpassion130 和 131 及 KEYNOTE 355）结果不完全一致，本节对这些研究进行深入解析，重点从试验设计、统计学角度、各个研究的不同点及免疫治疗预测指标来阐述。

二、 IMpassion130 临床研究

IMpassion130 是第一个在晚期三阴性乳腺癌治疗领域应用免疫治疗并取得突破性进展的一项研究。该研究评估了在一线 TNBC 患者，白蛋白紫杉醇单药化疗基础上联合阿特珠单抗是否可以提高疗效，研究没有涉及进展后交叉治疗（图 9-1）。

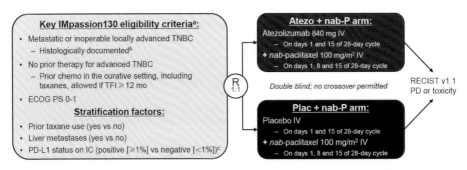

图 9-1　IMpassion130 临床研究

图片来源：SCHMID P. ESMO 2018 presidential symposium-IMpassion130：atezolizumab+nab-paclitaxel in triple-negative breast cancer.ESMO Open，2018，3（6）：e000453.

需要注意的是：①入组人群 PD-L1 检测是应用 VENTANA SP142，根据肿瘤浸润免疫细胞而非肿瘤细胞进行检测，对阴性及阳性者均有入组且作为分层因素之一。②主要研究终点是先后在 ITT 和 PD-L1+ 的人群分别评估 PFS 和 OS。③该研究最初只为了评估 PFS 作为主要研究终点，拟入组 350 例患者，在研究过程中，为了满足评估 OS 作为第二个主要研究终点，将入组总人数扩增到 900 例。这些调整对统计方面的潜在影响需要引起注意。研究计划对 PFS 在 ITT 和 PD-L1 阳性人群进行确定性分析，同时进行 OS 第一次中期分析。 I 类错误的 0.05 被分为 0.01 和 0.04 分别分配给 PFS 和 OS。PFS 在两组人群中各自分配的 I 类错误分别是 0.005，进一步对 ORR 分析的 I 类错误分别是 0.001。OS 统计是首先在 ITT 人群中进行，如果得到有统计学意义延长的结果，则进一步在 PD-L1 阳性人群中进一步分层检验。

2018 年 ESMO 报道时，在 ITT 人群和 PD-L1 阳性人群中 PFS 均达到了明显的有统计学意义的延长，PFS 分别从 5.5 ～ 7.2 个月（$HR=0.8$，95% CI 0.69 ～ 0.92，$P=0.002$；远小于预设的 0.005）而 5.0 ～ 7.5 个月（$HR=0.62$，95% CI 0.49 ～ 0.78，$P < 0.001$；也远小于预设的 0.005）。但在这次分析时，虽然在 ITT 人群中 OS 延长了近 4 个月，可是由于 95% CI 0.69 ～ 1.02，$P=0.084$，远大于预设的 0.04，未达到显著性差异，即使在 PD-L1 阳性优势人群 OS 延长扩大到近 10 个月（95% CI 0.45 ～ 0.86），由于研究设计不能进行正式统计，无法得到 P 值而给出有统计学差别的结果。在亚组分析中可以看出，对于肝、肺、脑转移，转移数量＞3 及 PD-L1 阴性者，PFS 相对不获益，而 ECOG 评分差，既往用过紫杉类药物者总生存相对获益少。2020 年延长随访时间后的更新报道中，出组后

两组的后续治疗一致，OS 获益在 ITT 人群仍未达到统计学差异，但在 PD-L1 阳性人群中生存获益仍保持一致。2020 年 ESMO 大会进一步探索性分析了 PD-L1 阳性和阴性人群 OS 数据，可以看出在 PD-L1 阴性人群未能看到 OS 差别，而阳性人群则差别明显。如果本研究首先在 PD-L1 阳性优势人群中分析，再扩大到 ITT 人群，或许该研究 OS 数据可能得到阳性结果。

次要研究终点中，化疗联合免疫治疗组的 ORR 优于对照组，2018 年 ESMO 报道 ITT 和 PD-L1 阳性人群 P 值分别为 0.0021 和 0.0016，随后发表文章 P 值均为 0.002，虽然已经很小但仍大于预设的 α 值 0.001，因此总体评价 ORR 仍为阴性结果。需要注意的是，在两组人群中完全缓解（complete remission，CR）比例分别可达 7% 和 10%。相较于对照组，联合治疗组缓解持续时间在 ITT 合 PD-L1 阳性人群中均长于对照组。

该研究在 2020 年发表的更新随访的文章对研究结论做出了解释，IMpassion130 研究的第二次 OS 分析与第一次一样，在 IIT 人群并没有看到 OS 明显的不同，但在 PD-L1 阳性人群，显示出了临床有意义的生存获益，只是由于之前统计设计原因不能进行正式统计。对于这类临床上远远未能满足治疗需求的疾病，阿特珠单抗联合白蛋白紫杉醇是一个重要的治疗选择。

三、KEYNOTE-355 临床研究

在 KEYNOTE-355 研究之前，已经有 KEYNOTE-012、086 及 119 一系列研究，显示出帕博丽珠单抗在 PD-L1 阳性 TNBC 人群中 ORR 在 18.5% ～ 21.4%，而在 PD-L1 未加选择人群 ORR 则低至 5.3% ～ 9.6%。

KEYNOTE-355 是 2020 年 ASCO 公布的继 IMpassion 130 后第二个验证免疫治疗用于 TNBC 的Ⅲ期临床研究，目的为了评估帕博利珠单抗联合化疗（白蛋白紫杉醇、紫杉醇或吉西他滨／卡铂）是否优于化疗。该研究入组人群 PD-L1 检测采用的是 22 c3 抗体，并使用联合阳性评分评估肿瘤细胞、淋巴细胞、巨噬细胞 PD-L1 表达情况。需要注意的是，研究的主要终点是先后在 PD-L1 阳性和 ITT 人群评估 PFS 和 OS，这与 IMPASSION 130 研究恰好相反。根据主要、次要研究终点假设，单侧Ⅰ类错误 0.025 会根据 PFS、OS 及 ORR 获得的 α 值分别为 0.005、0.018 及 0.002。本次报道主要分析 PFS，采用了分层检测的方法，PD-L1 联合阳性评分（combined positive score，CPS）$\geqslant$ 10 人群分到的 α 值为 0.00411，CPS $\geqslant$ 1 的 α 值 0.00111，ITT 人群分到的 α 值 0.00111（图 9-2）。

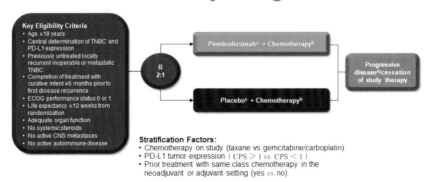

图 9-2 KEYNOTE-355 临床研究

图片来源：CORTES J，CESCON D W，RUGO H S，et al. Pembrolizumab plus chemotherapy versus placebo plus chemotherapy for previously untreated locally recurrent inoperable or metastatic triple-negative breast cancer（KEYNOTE-355）：a randomised，placebo-controlled，double-blind，phase 3 clinical trial. Lancet，2020，396（10265）：1817-1828.

初步结果看，两组基线情况基本平衡，CPS ≥ 10 占比均超过了 1/3 不到 40%，紫杉类和吉西他滨化疗各占比 45% 和 55%。对于 CPS ≥ 10 的人群，联合治疗组和对照组中位 PFS 分别为 9.7 个月和 5.6 个月（HR=0.65，95% CI 0.49 ~ 0.86），P=0.0012，远低于预设的 0.00411，化疗联合免疫明显改善了 CPS ≥ 10 TNBC 的 PFS，其 6 个月和 12 个月的生存率也得到了明显的提高。但在 CPS ≥ 1 的人群，两组 PFS 的差别（7.6 个月和 5.6 个月，HR=0.74，95% CI 0.61 ~ 0.90）并没有达到统计学意义，P=0.0014，大于预设的 0.00111。由于预定的分层分析统计，对于 ITT 人群中位 PFS（分别为 7.5 个月和 5.6 个月，HR=0.82，95% CI 0.69 ~ 0.97）的差别不能进行正式的统计验证。而在 CPS ＜ 1 的人群，则并未看到两组中位 PFS 的差别（6.3 个月和 6.2 个月）。综合来看，免疫治疗疗效随着 PD-L1 表达越高获益越明显。任何级别及 3 级以上的治疗不良反应在两组没有明显的差别，分别为 96% 和 95% 及 68% 和 67%。但免疫相关不良反应在联合治疗组明显高于对照组（分别为 26% 和 6%），但 3 级以上反应在联合治疗组仅 5%。研究认为，对于 PD-L1 ≥ 10 的晚期 TNBC，相较于单纯化疗，帕博丽珠单抗联合化疗可带来明显的统计学差别和临床意义的 PFS 改善，所以建议对于晚期 TNBC 在化疗的基础上加用帕博丽珠单抗。

四、IMpassion131 临床研究

IMpassion131 研究与 IMpassion130 相似，只是将化疗药物由白蛋白紫杉醇更换为普通紫杉醇，联合治疗组与对照组按 2 : 1 随机分配，主要研究终点设定得更为简单和直接，主要看 PFS，并首先在 PD-L1 ≥ 1 阳

性人群分析，如果有统计学差别（期待的中位 PFS 由 5 个月延长到 8 个月，目标 *HR*=0.62）再在 ITT 人群进一步检验。次要研究终点为 OS 和 ORR，也是首先在 PD-L1 阳性人群分析，有明确统计学差别再进行 ITT 人群分析。

令人诧异的是，在 2020 年 ESMO 报道中，在 PD-L1 阳性和 ITT 人群中均未看到中位 PFS 的差别，分别为 6.0 个月 *vs.* 5.7 个月（*HR*=0.82，95% *CI* 0.60～1.12，*P*=0.20）和 5.7 个月 *vs.* 5.6 个月（*HR*=0.86，95% *CI* 0.70～1.05），在亚组分析中，亦未发现哪些获益人群趋势。由于随访时间尚短，发生事件数不够，总生存亦未看到差别。在 ORR 方面，联合治疗组和单纯化疗组在 PD-L1 阳性和 ITT 人群中，分别为 63.4% *vs.* 55.4% 和 53.6% *vs.* 47.5%，在数值上联合组略显优势。

研究结论认为在 PD-L1 阳性晚期 TNBC 紫杉醇化疗基础上加用阿特珠单抗并不能明显改善 PFS，也没有证据表明可以延长生存。本研究的阴性结果为阿特珠单抗在 TNBC 的应用前景蒙上了一层阴影。

五、 三项临床研究的比较和分析

横向比较三项研究，结论的不一致使 TNBC 免疫治疗尚存争议。这其中，TNBC 本身的异质性是客观存在的，不同分子分型不同的免疫微环境对免疫治疗可能会有不同的反应。*BRCA* 突变型 TNBC 较野生型可能有较好的预后，而 *BRCA* 突变比例在研究中并未进行分析。患者自身体总指数、胃肠菌群可能对免疫疗效的影响也并没有在研究中进行分析。在 IMpassion130 与 131 之间，不同化疗药物，尤其是白蛋白紫杉醇和紫杉醇之间的差别及由于激素预处理而带来对免疫治疗疗效的潜在影响可能是结论不同的解释之一，PD-L1 检测本身试剂、判断方法及人群等因素的不一致可能是一些其他的潜在因素（图 9-3）。

Table 1	Impassion130 and Impassion131 trials			
	IMpassion130（n=902）		**IMpassion131**（n=651）	
Disease setting	1st line metastatic TNBC		1st line metastatic TNBC	
Trial design	Phase III, randomised (1:1), placebo controlled		Phase III, randomised (2:1), placebo controlled	
PD-L1 testing	SP142		SP142	
Intervention	Atezolizumab or placebo combined with nab-paclitaxel		Atezolizumab or placebo combined with paclitaxel	
Primary endpoint	PFS and OS ITT and PD-L1+ (hierarchical)		PFS PD-L1+ and ITT (hierarchical)	
PFS PD-L1+ (intervention vs control)	7.5 *vs.* 5.0 months (*HR*=0.62, 95% CI 0.49 ~ 0.78)		6.0 *vs.* 5.7 months (*HR*=0.82, 95% CI 0.6 ~ 1 ~ 1.12 P=0.2)	
PFS ITT (intervention vs control)	7.2 *vs.* 5.5 months (*HR*=0.80, 95% CI 0.69 ~ 0.92)		5.7 *vs.* 5.6 months (*HR*=0.86, 95% CI 0.7 ~ 1.05)	
OS PD-L1+ (intervention vs control)	25.4 *vs.* 17.9 months (*HR*=0.67, 95% CI 0.53 ~ 0.86)		22.1 *vs.* 28.3 months (*HR*=1.12, 95% CI 0.76 ~ 1.65)	
OS ITT (intervention vs control)	21.0 *vs.* 18.7 months (*HR*=0.87, 95% CI 0.75 ~ 1.02)		19.2 *vs.* 22.8 months (*HR*=1.11, 95% CI 0.87 ~ 1.42)	
Study population (reported)				
Trial arms (ITT)	**Atezolizumab**	**Placebo**	**Atezolizumab**	**Placebo**
Median age	55（20 ~ 82）	56（26 ~ 86）	54（22 ~ 85）	53（25 ~ 81）
PD-L1+	41%	41%	44%	46%
Liver metastases	28%	26%	27%	28%
>3 metastatic sites	26%	24%	24%	22%
Prior taxane	51%	51%	48%	49%
Prior anthracycline	54%	54%	49%	50%
De novo metastatic TNBC	37%	37%	30%	31%
Use of concomitant steroids	Not required		8–10 mg dexamethasone or equivalent for at least the first two infusions	

CI, Confidence interval; HR, Hazard ratio; ITT, Intention-to-treat; ITT, intention to treat; OS, Overall survival; PD-L1, programme death ligand 1; PFS, Progression-free survival; TILs, tumour-infiltrating lymphocytes; TNBC, triple-negative breast cancer.

图 9-3　IMpassion130 和 131 研究异同

图片来源：FRANZOI M A，DE AZAMBUJA E. Atezolizumab in metastatic triple-negative breast cancer：IMpassion130 and 131 trials - how to explain different results?ESMO Open，2020，5（6）：e001112.

白蛋白紫杉醇是将普通紫杉醇赋形剂聚乙烯蓖麻油改为纳米白蛋白包裹后的新剂型，不仅大大降低了过敏反应的发生率，也可进一步提高药物剂量、肿瘤组织分布和药代动力学特点，从而提高 ORR、延长 TTP，在 ORR、DCR 方面，每周方案疗效优于每 3 周方案，150 mg/m²/ 周优于 100 mg/m²/ 周，而不良反应发生率则进一步降低。更为关键的是，白蛋白紫杉醇不需要进行激素预处理。激素治疗对免疫治疗疗效的影响报道不一。

有研究显示,超过 10 mg 波尼松的基础激素治疗与非小细胞肺癌(non-small cell lung cancer,NSCLC)免疫治疗较差的 PFS、OS 及 ORR 均相关,因此建议在开始 PD-(L)1 抑制剂前建议不应用激素。而紫杉醇预处理所需激素剂量又远远超过文献报道的 10 mg 泼尼松剂量。但进一步分析激素剂量及其与肿瘤姑息治疗的相关性发现,只有与肿瘤姑息治疗相关的泼尼松大于 10 mg 激素治疗与患者 ORR 低、PFS 及 OS 短相关,如果激素治疗与肿瘤无关,泼尼松剂量是否大于 10 mg 并不影响这些患者的 ORR、PFS 及 OS。

从 KEYNOTE-355、IMpassion130 及既往 KEYNOTE-119 研究看,免疫治疗疗效与 PD-L1 高表达呈正相关,但目前不同的 PD-1 或 PD-L1 抑制剂均采用各自伴随诊断的 PD-L1 检测试剂。在 Blueprint Ⅰ 期研究中发现,在肿瘤细胞染色方面,SP263、22 c3、28-8 三个检测平台结果基本一致,SP142 结果略有特殊;而在免疫细胞染色方面,四种抗体结果差异较大,评估不同检测平台交换临床诊断阈值后的检测结果显示,SP263、22 c3、28-8 检测平台法在分布类型和肿瘤细胞覆盖方面结果一致。而 Blueprint Ⅱ 期研究进一步证实 SP263、22 c3、28-8 肿瘤细胞 PD-L1 检测表达结果一致性高,但免疫细胞判读结果一致性较差。KEYNOTE-355 讨论部分引用 2019 年 SABCS IMpassion130 回顾性亚组分析结果,认为 SP142 所测 PD-L1 ≥ 1 与 22 c3 所测 PD-L1 ≥ 10 的一致性可达到 80%,这样可以检测出 40% ITT 人群从化疗联合免疫治疗中获益,但这两种检测方法也不能相互交换应用。除了上述差别,PD-L1 检测还存在表达的时空异质性,新鲜组织和陈旧切片间的不同、不同肿瘤 / 不同细胞判断标准 / 方法等的差别,所以对这项检测相对简单、性价比高的预测免疫疗效的指标进行慎重评估的同时,也需要考虑联合其他生物标志物。

　　肿瘤突变负荷（tumour mutational burden，TMB）是 PD-L1 表达之外预测 NSCLC、恶性黑色素瘤预测 PD-（L）1 和 / 或 CTLA4 抑制剂治疗疗效的指标。基于组织 TMB（tTMB）评估帕博丽珠单抗的泛瘤种研究 KEYNOTE158 中，tTMB-H（≥ 10 mut/Mb）组及除外 MSI-H 的人群 ORR 均可达 29%，而非 tTMB-H 者 ORR 仅有 7%。基于此研究，美国食品药品监督管理局批准了 TMB-H 作为实体瘤帕博丽珠单抗单药治疗的泛瘤种指标，但研究中并未涉及乳腺癌病种。乳腺癌中位 TMB 为 2.63 mut/Mb，在不同类型肿瘤中结果不一，TMB 在 TNBC、HER2 阳性及 HR 阳性 HER2 阴性乳腺癌中数量逐渐下降，晚期转移性肿瘤高于原发肿瘤。高 TMB 的比例约为 5%，晚期和早期乳腺癌分别为 8.4% 和 2.9%。需要注意的是，高 TMB 与肿瘤类型并不相关，提醒以后入组免疫检测点抑制剂研究时并不能以肿瘤类型而以基因结果更为合适。高度微卫星不稳定（MSI-H）是另一个泛瘤种免疫治疗靶点，但在乳腺癌中检出比例更低，仅约 1.5%。这些数据也提示我们，对于乳腺癌的免疫治疗更多的是需要联合其他治疗方案以提高有效率，而非单药免疫治疗。对于没有胚系 *BRCA1/2* 突变的乳腺癌，可以另外检测出约 9% 同源重组缺陷（homologous recombination deficiency，HRD），这些人群可能获益于 PARP 抑制剂，但 HRD 或 dMMR（错配修复缺陷）都只是 DDR（DNA 损伤修复）缺陷的一种形式，而 DDR 可能导致 TMB 增加、肿瘤淋巴细胞浸润增加，其在 NSCLC 及泌尿系肿瘤与免疫治疗有正相关性，提醒我们有必要进行前瞻性研究以确认其在乳腺癌中与免疫治疗的关系。

　　TNBC 目前是一个难治性乳腺癌亚型，随着更加细化的分子检测和分型，TNBC 也需要分而治之（图 9-4）。对于有 *BRCA1/2* 有害突变者，

PARPi 是治疗选择之一；对于 PIK3/AKT/mTOR 信号通路激活者，AKTi
联合紫杉类药物可改善预后；雄激素（AR）阳性者可采取 AR 抑制治疗；
抗体偶联药物也是这些 TNBC 患者后线治疗的选择之一。免疫检测点抑
制剂的确给晚期 TNBC 的治疗带来了新的治疗希望，虽然目前各项研究
结论尚不完全一致，但那些 PD-L1 高表达的人群可明确有 PFS 获益，OS
也得到了超过其他研究有临床意义的延长，未来还需要现有研究的更新数
据及根据免疫治疗的预测指标进行更加精准的个体化治疗或联合治疗来确
认免疫治疗的优势人群。

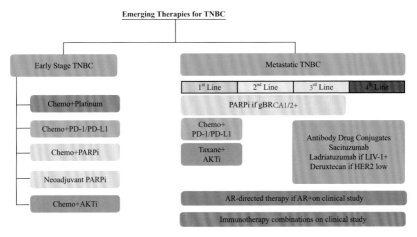

图 9-4　TNBC 靶向驱动治疗流程

图片来源：LYONS T G，TRAINA T A. Emerging novel therapeutics in triple-negative breast
cancer. Adv Exp Med Biol，2019，1152：377-399.

六、临床实践相关的热点问题

1. PD-L1+ 晚期 TNBC 一线治疗首选免疫治疗 + 化疗？

　　严颖：从目前研究结果看，仅有 30% ～ 40% 三阴性乳腺癌人群可能

从免疫治疗获益，并且获益人群主要是 PD-L1 阳性的人群。IMpassion130 与 IMpassion131 研究采用的是 SP142 的检测方式，IC ≥ 1% 判定为 PD-L1 阳性，约 40% 左右患者为阳性，IMpassion130 研究结果显示，PD-L1 阳性的患者能够从免疫治疗中获益。KEYNOTE-355 研究采用的是 DAKO 22 c3 检测方式，接近 40% 的患者 CPS ≥ 10，这些 PD-L1 高表达的患者，能够从免疫治疗中获益。但 CPS ≥ 1，PD-L1 相对低表达的患者，并不能从免疫治疗中获益。因此三阴性乳腺癌一线免疫治疗需要选择 PD-L1 阳性且高表达的患者，如 SP142 的检测方式中 IC ≥ 1%，或 DAKO 22 c3 检测中 CPS ≥ 10 的患者。

关印：三项临床研究中都设置了是否进行过紫杉类药物（新）辅助治疗的分层因素，亚组分析显示，既往未经过（新）辅助治疗的患者，如初治 IV 期的患者，免疫治疗获益更大。提示既往化疗可能会对患者免疫状态产生影响，虽然 PD-L1 为阳性，从免疫治疗中的获益程度可能会出现降低。一般认为，免疫状态差、一般状态差的患者，很难从免疫治疗中获益。因此，三阴性乳腺癌的免疫治疗尽量在一线治疗中选择，多线治疗后的免疫治疗效果有限。

万冬桂：三阴性乳腺癌免疫治疗的时机和患者的选择在治疗决策中很重要。但整体来说，这个领域还是存在很多争议，如对于不同 PD-L1 检测方法，是否能够预测其他种类 PD1/PD-L1 抗体的疗效，联合的化疗药物等，根据现有的临床试验数据，更倾向于联合白蛋白结合型紫杉醇。同时，也要关注免疫治疗毒副作用的管理，如免疫治疗相关的甲状腺炎、肺炎、结肠炎、皮疹，甚至心脏毒性，可能危及生命。制定治疗策略时，一定要权衡利弊。

2. 疗效是否与免疫治疗联合的化疗方案有关（如白蛋白结合型紫杉醇、紫杉醇／多西他赛或其他）？

张帆：IMpassion130 和 IMpassion 131 两项研究整体设计十分相似，但结果完全相反，分析主要原因：①化疗药物的不同，免疫治疗搭配不同的化疗可能产生不同的疗效，我们中心的回顾性研究显示，在 NSCLC 二线或多线治疗中，免疫监测点抑制剂联合白蛋白紫杉醇的组合，疗效明显优于溶剂型紫杉醇或吉西他滨，并具有统计学差异具有显著性，与此问题可能不谋而合。②紫杉类药物预处理所使用的激素药物，是否会影响免疫治疗疗效，目前并无明确结论。③免疫治疗的疗效可能存在人种差异，我们也希望看到未来亚洲人群 IMpassion132 研究数据能带来什么不一样的结果。KEYNOTE-355 研究中纳入亚洲人群 56 例，病例数不多，因此，更多中国三阴性乳腺癌患者免疫联合治疗疗效的数据及优势人群的筛选，值得期待。

邸立军：IMpassion130 研究选择白蛋白结合型紫杉醇是阳性结果，而 IMpassion131 研究选择普通溶剂型紫杉醇为阴性结果，但 KEYNOTE-355 研究中包括这两种紫杉类药物，还有吉西他滨／卡铂，亚组分析森林图显示吉西他滨／卡铂组跨线，紫杉类药物均获益，但并没有分析不同紫杉类药物对免疫治疗疗效及既往紫杉类药物暴露情况对结果的影响。目前已有多项临床研究证明白蛋白结合型紫杉醇疗效优于普通溶剂型紫杉醇。激素可能对免疫治疗疗效的影响，普通溶剂型紫杉醇应用激素是为了抗过敏而非控制肿瘤相关并发症，结合临床研究结果分析对免疫疗效影响可能还小。目前临床上对普通溶剂型紫杉醇使用存在争议，专家共识认为与免疫治疗联合使用，白蛋白结合型紫杉醇可能更有优势，也更安全，争议更少一些。

3. PD-L1 的检测方法探讨

刘毅强： 在病理学角度，PD-L1 检测有 3 个关键问题：①检测平台；②检测抗体；③判断标准。针对 PD-L1 检测现状有不同的抗体平台、试剂可及性、不同的判断标准及主观评判的差异性等需要注意。

22 c3 抗体检测表达率最高，CPS ≥ 1 的阳性率约 70%，但 CPS ≥ 10 阳性率约为 40%，这里面也要注意 TPS、CPS 两种判读方法，该抗体国内临床可用比较多，主要是判读标准比较明确。

SP142 抗体主要表达在淋巴细胞、免疫细胞，阳性率 40% 左右，在肿瘤细胞表达率 9% 左右，其中 7% 是肿瘤细胞和免疫细胞同时阳性表达，所以用该试剂只检测免疫细胞就可以了，但其在国内目前仅限于科研，临床尚不能应用。

SP263 抗体目前比较局限，主要用于泌尿系肿瘤，判断相对复杂，不仅要判断阳性率，还要分析免疫细胞比例，需要报告这两个标准进行评判。

目前不同医院、不同中心、不同人员对判断标准主观差异性较大，加上肿瘤淋巴细胞分布不均匀，肿瘤细胞中如果伴有纤维化、坏死、出血也会影响判读，因此对判断标准掌握不是太一致，所以病理学界也需要统一的培训，做到检测标准的一致，更好地为临床服务。另外，患者出现新发转移病灶后，活检的新鲜标本进行检测，可能更准确地反映出患者目前肿瘤转移灶的 PD-L1 的表达状态，可能对疗效预测价值更大。

严颖： 临床研究中数据显示，SP142 和 DAKO 22 c3 两种检测方式的一致性存在一定差异。IMpassion130 事后分析显示，SP142 检测 IC ≥ 1% 和 DAKO 22 c3 检测 CPS ≥ 10 的整体一致性为 74%。提示，虽然目前免疫治疗药物 PD1/PD-L1 抗体种类繁多，在免疫治疗前进行 DAKO 22 c3

检测对免疫治疗疗效预测是有一定借鉴和参考作用的。

点评与总结

杨俊兰：

晚期三阴性乳腺癌治疗目前仍是难点，患者出现复发转移后生存期短，仅 1 年左右时间。今天讨论的三项研究中有两个阳性结果和一个阴性结果。

IMpassion130 研究中免疫治疗组中位 OS 为 25 个月，无论两组间有无统计学差别，这个结果是目前晚期三阴性乳腺癌相关临床研究中报道的 OS 最长的数据。我在临床中对于 PD-L1 检测阳性的 TNBC，会选择免疫联合化疗，尤其是既往未经过（新）辅助治疗的患者，如初治 IV 期的患者，免疫治疗获益更大。在选择免疫治疗时，严格按照临床研究中推荐的检测平台、判断标准、推荐药物来选择治疗，如 KEYNOTE-355 临床研究中采用的是 DAKO 22 c3 检测方法，对于 PD-L1 CPS ≥ 10 者选择帕博丽珠单抗，化疗药物优先选择白蛋白结合型紫杉醇，因为在亚组分析的森林图中其他药物有跨线。所以强调严格遵循临床研究，还是基于目前免疫治疗在三阴性乳腺癌的三个 III 期临床研究的结果不一致的原因。另外强调在决定方案时，也要与患者充分沟通不良反应，借鉴免疫治疗在其他瘤种应用更多的临床实践，将常见的、少见的、严重的不良反应都与患者充分沟通，毕竟有些免疫不良反应来得很快也很凶险，如免疫性心肌炎，病死率接近 50%。当然，更为重要的是，在整个免疫治疗过程中，注重相关毒副反应的监测和管理，做到早发现、早诊断、早处理，避免严重免疫不良反应的发生。最后，希望大家在临床实践中都能选择好合适的 TNBC 患者进行免疫联合化疗，为这些患者带来生存改善的同时保证患者生活质量。

参考文献

1. BONOTTO M，GERRATANA L，POLETTO E，et al. Measures of outcome in metastatic breast cancer：insights from a real-world scenario. Oncologist，2014，19（6）：608-615.

2. KWA M J，ADAMS S. Checkpoint inhibitors in triple-negative breast cancer（TNBC）：where to go from here. Cancer，2018，124（10）：2086-2103.

3. KEENAN T E，TOLANEY S M. Role of immunotherapy in triple-negative breast cancer. J Natl Compr Canc Netw，2020，18（4）：479-489.

4. SCHMID P，ADAMS S，RUGO H S，et al. Atezolizumab and nab-paclitaxel in advanced triple-negative breast cancer. N Engl J Med，2018，379（22）：2108-2121.

5. SCHMID P，RUGO H S，ADAMS S，et al. Atezolizumab plus nab-paclitaxel as first-line treatment for unresectable，locally advanced or metastatic triple-negative breast cancer（IMpassion130）：updated efficacy results from a randomised，double-blind，placebo-controlled，phase 3 trial. Lancet Oncol，2020，21（1）：44-59.

6. MILES D W，GLIGOROV J，ANDRÉ F，et al. LBA15 Primary results from IMpassion131，a double-blind placebo-controlled randomised phase Ⅲ trial of first-line paclitaxel（PAC）± atezolizumab（atezo）for unresectable locally advanced/metastatic triple-negative breast cancer（mTNBC）. Ann Oncol，2020，31：S1147-S1148.

7. FRANZOI M A，DE AZAMBUJA E. Atezolizumab in metastatic triple-negative breast cancer：IMpassion130 and 131 trials - how to explain different results? ESMO Open，2020，5（6）：e001112.

8. CORTES J，CESCON D W，RUGO H S，et al. Pembrolizumab plus chemotherapy versus placebo plus chemotherapy for previously untreated

locally recurrent inoperable or metastatic triple-negative breast cancer（KEYNOTE-355）: a randomised, placebo-controlled, double-blind, phase 3 clinical trial. Lancet, 2020, 396（10265）: 1817-1828.

9. NANDA R, CHOW L Q, DEES E C, et al. Pembrolizumab in patients with advanced triple-negative breast cancer: phase Ib KEYNOTE-012 study. J Clin Oncol, 2016, 34（21）: 2460-2467.

10. ADAMS S, SCHMID P, RUGO H S, et al. Pembrolizumab monotherapy for previously treated metastatic triple-negative breast cancer: cohort a of the phase Ⅱ KEYNOTE-086 study. Ann Oncol, 2019, 30（3）: 397-404.

11. ADAMS S, LOI S, TOPPMEYER D, et al. Pembrolizumab monotherapy for previously untreated, PD-L1-positive, metastatic triple-negative breast cancer: cohort B of the phase II KEYNOTE-086 study. Ann Oncol, 2019, 30（3）: 405-411.

12. CORTÉS J, LIPATOV O, IM S A, et al. LBA21KEYNOTE-119: Phase Ⅲ study of pembrolizumab（pembro）versus single-agent chemotherapy（chemo）for metastatic triple negative breast cancer（mTNBC）. Annals of Oncology, 2019, 30（5）: 859-860.

13. GRADISHAR W J, TJULANDIN S, DAVIDSON N, et al. Phase Ⅲ trial of nanoparticle albumin-bound paclitaxel compared with polyethylated castor oil-based paclitaxel in women with breast cancer. J Clin Oncol, 2005, 23（31）: 7794-7803.

14. GRADISHAR W J, KRASNOJON D, CHEPOROV S, et al. Significantly longer progression-free survival with nab-paclitaxel compared with docetaxel as first-line therapy for metastatic breast cancer. J Clin Oncol, 2009, 27（22）: 3611-3619.

15. ARBOUR K C, MEZQUITA L, LONG N, et al. Impact of baseline steroids on

efficacy of programmed cell death-1 and programmed death-ligand 1 blockade in patients with non-small-cell lung cancer. J Clin Oncol，2018，36（28）：2872-2878.

16. RICCIUTI B，DAHLBERG S E，ADENI A，et al. Immune checkpoint inhibitor outcomes for patients with non-small-cell lung cancer receiving baseline corticosteroids for palliative versus nonpalliative indications. J Clin Oncol，2019，37（22）：1927-1934.

17. HIRSCH F R，MCELHINNY A，STANFORTH D，et al. PD-L1 immunohistochemistry assays for lung cancer：results from phase 1 of the blueprint PD-L1 IHC assay comparison project. J Thorac Oncol，2017，12（2）：208-222.

18. TSAO M S，KERR K M，KOCKX M，et al. PD-L1 Immunohistochemistry comparability study in real-life clinical samples：results of blueprint phase 2 project. J Thorac Oncol，2018，13（9）：1302-1311.

19. RUGO H S，LOI S，ADAMS S，et al. Exploratory analytical harmonization of PD-L1 immunohistochemistry assays in advanced triple-negative breast cancer：a retrospective substudy of IMpassion130. SABCS，2020，80（4 Suppl）：Abstract nr PD1-07.

20. TORLAKOVIC E，LIM H J，ADAM J，et al. "Interchangeability" of PD-L1 immunohistochemistry assays：a meta-analysis of diagnostic accuracy. Mod Pathol，2020，33（1）：4-17.

21. MARABELLE A，FAKIH M，LOPEZ J，et al. Association of tumour mutational burden with outcomes in patients with advanced solid tumours treated with pembrolizumab：prospective biomarker analysis of the multicohort, open-label，phase 2 KEYNOTE-158 study. Lancet Oncol，2020，21（10）：1353-1365.

22. BARROSO-SOUSA R，JAIN E，COHEN O，et al. Prevalence and mutational determinants of high tumor mutation burden in breast cancer. Ann Oncol，2020，31（3）：387-394.

23. LYONS T G，TRAINA T A. Emerging novel therapeutics in triple-negative breast cancer. Adv Exp Med Biol，2019，1152：377-399.

24. WANG Z，ZHAO J，WANG G，et al. Comutations in DNA damage response pathways serve as potential biomarkers for immune checkpoint blockade. Cancer Res，2018，78（22）：6486-6496.

25. TEO M Y，SEIER K，OSTROVNAYA I，et al. Alterations in DNA damage response and repair genes as potential marker of clinical benefit from PD-1/PD-L1 blockade in advanced urothelial cancers. J Clin Oncol，2018，36（17）：1685-1694.

讲者：关印（首都医科大学附属北京朝阳医院）

主持与讨论：杨俊兰（中国人民解放军总医院）

邸立军（北京大学肿瘤医院）

万冬桂（中日友好医院）

刘毅强（北京大学肿瘤医院）

张帆（中国人民解放军总医院）

严颖（北京大学肿瘤医院）

北京乳腺疾病防治学会
BEIJING BREAST DISEASE SOCIETY

云间读书系列课程

PHOEBE & EMILIA 临床研究解析
—— HER2阳性晚期乳腺癌二线治疗的选择

日期 2020/12/15 (周二)　时间 19:30～20:50

大会主席

邸立军
北京大学肿瘤医院

大会讲者

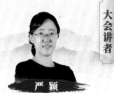

严 颖
北京大学肿瘤医院

特邀嘉宾

王墨培
北京大学第三医院

梁 旭
北京大学肿瘤医院

邵 彬
北京大学肿瘤医院

讨论嘉宾

扫一扫看视频

杨俊兰
中国人民解放军总医院

张永强
北京医院

会议议程	时间	内容	讲者
	19:30～19:40	主席致辞	邸立军
	19:40～20:10	PHOEBE vs. EMILIA: HER2 阳性晚期乳腺癌二线治疗的选择	严 颖
	20:10～20:40	讨论: **HER2 阳性晚期乳腺癌二线治疗** 1.曲妥珠单抗±帕妥珠单抗治疗失败， 首选吡咯替尼，还是 T-DM1? 2.脑转移患者，是否可以首选吡咯替尼?	讨论嘉宾: 王墨培 梁 旭 邵 彬 特邀嘉宾: 杨俊兰 张永强
	20:40～20:50	点评与总结	

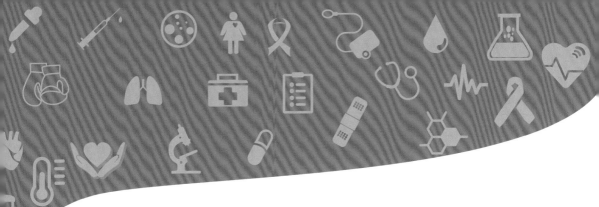

PHOEBE & EMILIA 临床研究解析

——HER2 阳性晚期乳腺癌二线治疗的选择

抗 HER2 靶向治疗药物是 HER2 阳性晚期乳腺癌主要治疗手段，根据作用机制分为：①抗体及抗体耦联药物，如曲妥珠单抗、帕妥珠单抗、T-DM1、DS-8201。②小分子酪氨酸激酶抑制剂，如拉帕替尼、吡咯替尼、奈拉替尼、图卡替尼（Tucatinib）。HER2 阳性晚期乳腺癌一线治疗首选曲妥珠单抗＋帕妥珠单抗联合化疗；而一线曲妥珠单抗 ± 帕妥珠单抗治疗失败后，二线的治疗选择主要包括小分子酪氨酸激酶抑制剂（tyrosine kinase inhibitors，TKIs）和抗体耦联药物，其中吡咯替尼、拉帕替尼和 T-DM1 是目前国内可及、应用相对广泛的治疗方式。PHOEBE 临床研究和 EMILIA 临床研究均是 Ⅲ 期临床研究，分别探讨吡咯替尼和 T-DM1 治疗曲妥珠单抗失败的 HER2 阳性晚期乳腺癌的疗效和安全性。

一、 PHOEBE 临床研究

1. PHOEBE 临床研究背景

在吡咯替尼上市之前，HER2 阳性晚期乳腺癌患者一线曲妥珠单抗治疗失败之后，二线治疗的选择非常有限，主要是继续曲妥珠单抗，更换化疗方案，或转换为含拉帕替尼的方案治疗，中位 PFS 为 8 ～ 9 个月。

与传统抗体类药物曲妥珠单抗相比，吡咯替尼有机制上的优势。曲妥珠单抗主要作用在 HER2-HER2 同源二聚体，对配体诱导的 HER2 异源二聚体信号通路的阻断作用很弱，而吡咯替尼可以全面阻断 HER 家族同 / 异源二聚体下游通路，因此，由于作用机制的不同，对于曲妥珠单抗耐药的患者，吡咯替尼仍可能有效。

拉帕替尼和吡咯替尼均是小分子 TKIs，但作用机制有所不同，拉帕替尼是可逆性抑制 HER1、HER2 两个靶点，而吡咯替尼同时抑制 HER1、HER2 和 HER4 三个靶点，并具有共轭双键结构，可以与 ATP 结合位点永久结合，抑制自身磷酸化，从而阻断下游信号通路的激活，并且作用不可逆，抑制肿瘤细胞生长的作用更强。

吡咯替尼的 II 期随机、对照临床研究共纳入 128 例患者，评估吡咯替尼联合卡培他滨方案对比拉帕替尼联合卡培他滨方案治疗 HER2 阳性转移性乳腺癌的有效性和安全性，但该研究中仅 54% 的入组患者既往使用过曲妥珠单抗治疗，结果显示，吡咯替尼组对比拉帕替尼组可以显著提高患者的 ORR（78.5% *vs.* 57.1%，P=0.01）和中位 PFS（18.1 个月 *vs.* 7.0 个月，$P < 0.001$）。PHENIX 也是一项 III 期临床研究，评价吡咯替尼联合卡培

他滨用于既往接受过曲妥珠单抗和紫杉类药物治疗的 HER2 阳性晚期乳腺癌，279 例患者以 2∶1 比例随机分为吡咯替尼联合卡培他滨组和安慰剂联合卡培他滨组，结果显示，吡咯替尼组中位 PFS 显著延长（11.1 个月 *vs.* 4.1 个月，*P* ＜ 0.001）。但该研究的对照组是单纯化疗，没有继续联合抗 HER2 靶向治疗。因此，PHOEBE 临床研究是第一项Ⅲ期临床研究，直接对比吡咯替尼 + 卡培他滨和拉帕替尼 + 卡培他滨在二线治疗中的疗效和安全性。

2. PHOEBE 临床研究设计

临床研究共入组了 267 例 HER2 阳性转移性乳腺癌患者，以 1∶1 随机分为吡咯替尼 + 卡培他滨（吡咯替尼组）和拉帕替尼 + 卡培他滨（拉帕替尼组），治疗直至出现疾病进展或不能耐受的毒副反应。根据激素受体状态 [ER 和（或）PR 阳性 *vs.* ER 和（或）PR 阴性]，晚期阶段接受过的化疗线数（≤ 1 *vs.* 2）进行分层。主要研究终点为独立盲法中心评价（maskedindependent central review）的 PFS；次要研究终点包括 OS、ORR、至疾病进展时间（time to progression，TTP）、缓解持续时间（time of duration，DoR）、临床获益率（clinical benefit rate，CBR）和安全性（图 10-1）。

PHOEBE 临床研究主要入组标准：①既往接受过曲妥珠单抗及紫杉类治疗（接受或未接受过蒽环类），病理证实的 HER2 阳性转移性乳腺癌；②年龄 18 ～ 70 岁；③晚期阶段接受过≤ 2 线化疗；④至少一个可测量病灶；⑤ ECOG 0 ～ 1 级；⑥预计生存期至少 12 周。

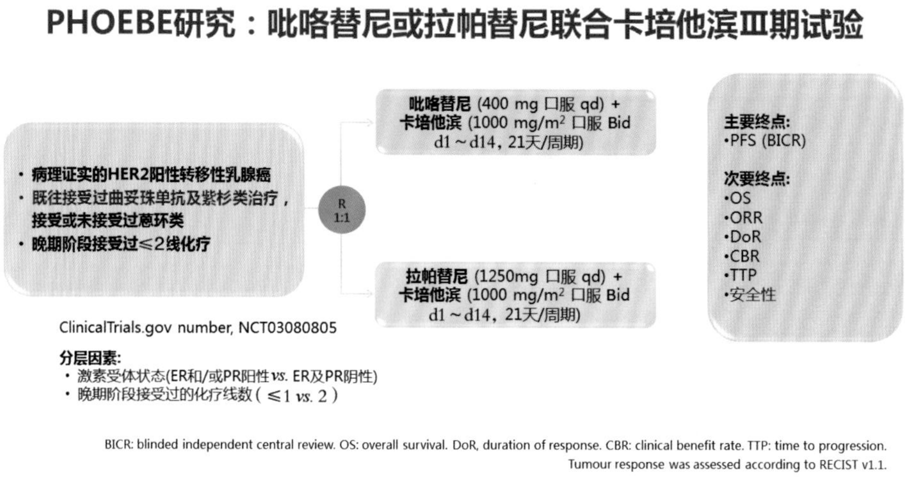

PHOEBE研究：吡咯替尼或拉帕替尼联合卡培他滨Ⅲ期试验

图 10-1　PHOEBE 临床研究设计

图片来源：XU B，YAN M，MA F，et al. Pyrotinib plus capecitabine versus lapatinib plus capecitabine for the treatment of HER2-positive metastatic breast cancer（PHOEBE）：a multicentre，open-label，randomised，controlled，phase 3 trial. Lancet Oncol，2021，22（3）：351-360.

PHOEBE 临床研究主要排除标准：①脑转移；②既往接受过抗 HER2 的小分子 TKIs 治疗；③转移阶段或（新）辅助治疗阶段曾接受过卡培他滨治疗（允许随机化疗前＞ 6 个月曾行卡培他滨治疗），或既往卡培他滨治疗无效（卡培他滨治疗期间疾病进展或有效持续时间＜ 3 个月），或卡培他滨不耐受。

PHOEBE 临床研究给药方案：①吡咯替尼组：吡咯替尼（400 mg 口服 qd）＋卡培他滨（1000 mg/m² 口服 Bid d1 ～ d14，21 天 / 周期）；②拉帕替尼组：拉帕替尼（1250 mg 口服 qd）＋卡培他滨（1000 mg/m² 口服 Bid d1 ～ d14，21 天 / 周期）。

3. 入组患者基线特征

本研究共纳入 266 例患者进行分析，其中吡咯替尼 + 卡培他滨（吡咯替尼组）134 例，拉帕替尼 + 卡培他滨（拉帕替尼组）132 例。两组人群年龄、内脏转移情况、激素受体情况、既往治疗情况均相似（表 10-1）。

该研究的所有患者均经过曲妥珠单抗治疗，其中吡咯替尼组中 59% 患者在晚期阶段接受过曲妥珠单抗治疗，约 41% 的患者仅在新辅助 / 辅助阶段接受过曲妥珠单抗治疗，治疗过程中或治疗结束后出现疾病进展纳入本研究。

该研究对入组患者的曲妥珠单抗耐药情况进行分析，曲妥珠单抗耐药定义为辅助阶段曲妥珠单抗治疗完成后 6 个月内出现疾病复发，或晚期阶段曲妥珠单抗治疗完成后 3 个月内疾病进展，在吡咯替尼组为 37 例（27.6%），拉帕替尼组为 32 例（24.2%）。

表 10-1　入组患者基线特征

特征		吡咯替尼组（n=134）	拉帕替尼组（n=132）
年龄，中位（范围）		50（29 ～ 69）	49（25 ～ 69）
ECOG PS，n（%）	0	47（35.1%）	43（32.6%）
	1	87（64.9%）	89（67.4%）
激素受体状态，n（%）	ER 和（或）PR 阳性	62（46.3%）	58（43.9%）
	ER 及 PR 阴性	72（53.7%）	74（56.1%）
转移部位，n（%）	内脏	103（76.9%）	108（81.8%）
	非内脏	31（23.1%）	24（18.2%）

（续表）

特征		吡咯替尼组（n=134）	拉帕替尼组（n=132）
既往曲妥珠单抗治疗情况，n（%）	晚期阶段	79（59%）	89（67.4%）
	新辅助/辅助阶段	75（56%）	63（47.7%）
	以上均有	20（14.9%）	20（15.2%）
晚期既往曲妥珠单抗的治疗时间，中位（范围），月		5.9（＜0.1～60.5）	4.7（＜0.1～62.2）
曲妥珠单抗耐药*，n（%）	是	37（27.6%）	32（24.2%）
	否	97（72.4%）	100（75.8%）
晚期阶段既往接受的化疗线数，n（%）	0	57（42.5%）	46（34.8%）
	1	56（41.8%）	65（49.2%）
	2	21（15.7%）	21（15.9%）

*辅助阶段曲妥珠单抗治疗完成后6个月内出现疾病复发，或晚期阶段曲妥珠单抗治疗完成后3个月内疾病进展。

表格来源：XU B，YAN M，MA F，et al. Pyrotinib plus capecitabine versus lapatinib plus capecitabine for the treatment of HER2-positive metastatic breast cancer（PHOEBE）：a multicentre，open-label，randomised，controlled，phase 3 trial. Lancet Oncol，2021，22（3）：351-360.

4. 研究结果

2020年美国临床肿瘤学会（American Society of Clinical Oncology，ASCO）大会上首次公布了该研究随访10.5个月的中期分析的研究结果，随后于2021年2月在 Lancet Oncology 上正式发表。吡咯替尼组的中位 PFS 为12.5个月（95% CI 9.7～未达到），显著延长于拉帕替尼组中位 PFS 6.8个月（95% CI 5.4～8.1）；HR=0.39（95% CI 0.27～0.56，P＜0.0001），亚组分析，无论患者激素受体状态[ER和（或）PR阳性 $vs.$ ER和（或）PR阴性]，晚期阶段接受过的化疗线数（≤1 $vs.$ 2），吡咯替尼组均存在 PFS 延长的优势（图 10-2）。

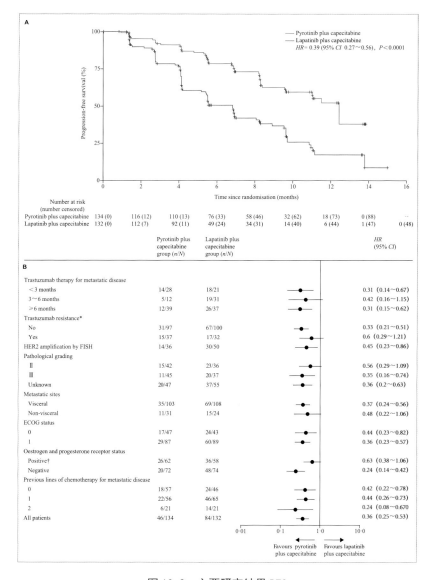

图 10-2　主要研究结果 PFS

图片来源：XU B，YAN M，MA F，et al. Pyrotinib plus capecitabine versus lapatinib plus capecitabine for the treatment of HER2-positive metastatic breast cancer（PHOEBE）：a multicentre，open-label，randomised，controlled，phase 3 trial. Lancet Oncol，2021，22（3）：351-360.

　　进一步分析发现，无论是曲妥珠单抗耐药患者，还是非曲妥珠单抗耐药患者，均能从吡咯替尼组治疗中获益，在曲妥珠单抗耐药患者中，两组的中位 PFS 分别为 12.5 个月和 6.9 个月，在非曲妥珠单抗耐药患者中，两组的中位 PFS 分别为 12.5 个月和 5.6 个月（图 10-3）。

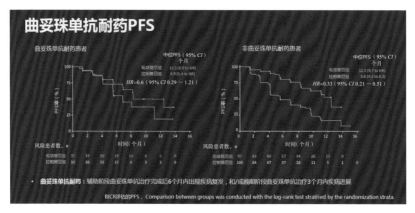

图 10-3　曲妥珠单抗耐药患者 PFS

　　OS 的数据还在继续收集和随访阶段，随访 21 个月时，1 年生存率吡咯替尼组为 90.9%，拉帕替尼组 80.1%。两组患者在客观缓解率（ORR，67% *vs.* 52%）、临床获益率（CBR，73% *vs.* 59%）、中位持续缓解时间（DoR，11.1 个月 *vs.* 7.0 个月）等方面都存在明显差异，吡咯替尼组疗效更佳（表 10-2）。

表 10-2　次要研究终点

研究结果	吡咯替尼组 （*n*=134）	拉帕替尼组 （*n*=132）
ORR，%（95% *CI*）	67%（58.5 ～ 75.0）	52%（42.7 ～ 60.3）
CBR，%（95% *CI*）	73%（64.8 ～ 80.4）	59%（50.2 ～ 67.6）
DoR，中位（95% *CI*），月	11.1（9.7 ～ NR）	7.0（5.6 ～ 9.8）

NR：not reached。

　　安全性方面，最常见的 ≥ 3 级不良事件是腹泻和手足综合征（表 10-3）。手足综合征考虑主要与卡培他滨相关，两组发生率相似。而腹泻与吡咯替尼 / 拉帕替尼和卡培他滨均相关。吡咯替尼组的 ≥ 3 级腹泻发生率明显高于拉帕替尼组。在该研究中，未预先设置腹泻的早期预防措施，如预防性口服洛哌丁胺等止泻药物，研究发现，腹泻主要发生在第 1 个治疗周期，大部分为 1 ～ 2 级腹泻，积极的止泻对症支持治疗及剂量调整，可在短期内迅速控制，很少导致治疗终止（图 10-4）。

表 10-3　最常见的 ≥ 3 级治疗相关 AEs

事件数，n（%）	吡咯替尼组（n=134）	拉帕替尼组（n=132）
腹泻	41（31%）	11（8%）
手足综合征	22（16%）	20（15%）
呕吐	8（6%）	3（2%）
白细胞计数降低	10（8%）	2（2%）
中性粒细胞计数降低	10（7%）	6（5%）
高甘油三酯血症	9（6%）	7（5%）
低钾血症	5（4%）	1（1%）
丙氨酸转氨酶（ALT）升高	3（2%）	1（0%）
草氨酸转氨酶（AST）升高	1（1%）	2（2%）

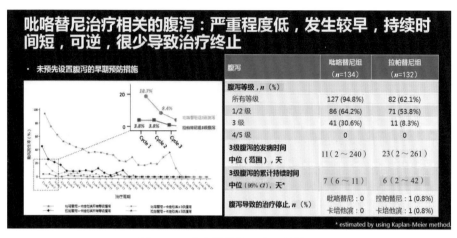

图 10-4　安全性分析：腹泻的情况

5. 小结

PHOEBE 临床研究是第一项直接对比吡咯替尼＋卡培他滨和拉帕替尼＋卡培他滨在二线治疗中的疗效和安全性的Ⅲ期临床研究。证实吡咯替尼的疗效显著优于拉帕替尼，并且耐受性可。基于该项研究结果，吡咯替尼＋卡培他滨现成为国内临床应用相对广泛的 HER2 阳性乳腺癌二线及二线以上的治疗选择。

二、EMILIA 临床研究

1. EMILIA 临床研究背景

T-DM1 是乳腺癌治疗中全球首个抗体药物偶联物。抗体药物偶联物（antibody–drug conjugate，ADC）的结构包括：抗体作为载体、稳定的连接体和强效的细胞毒作用的小分子。T-DM1 通过硫醚键连接体连接了曲妥珠单抗和微管抑制药物 DM1（美坦辛衍生物）。其中连接体的结构稳定性十分关键，要求当 T-DM1 在静脉输注后，在外周血阶段中连接体不会发生断裂而释放 DM1，而增加 DM1 的毒副反应和降低抗肿瘤效果；当 T-DM1 通过 "曲妥珠单抗" 的抗体内吞、进入到肿瘤细胞后，在靶细胞内裂解和释放出 DM1，后者抑制微管蛋白的聚合发挥抗肿瘤作用，因此将细胞毒药物强大的细胞杀伤能力集中于肿瘤细胞，降低正常组织的毒副作用。

曲妥珠单抗的耐药机制主要有 3 种：①曲妥珠单抗与 HER2 的有效结合受阻：如 HER2 受体水解断裂，胞外域（ECD）释放到血液中，使曲妥珠单抗与肿瘤细胞的 HER2 的有效结合受阻，癌细胞对曲妥珠单抗的敏感性下调。② PI3K/AKT/mTOR 信号通路异常活化；③其他受体的信号传导异常：如胰岛素样生长因子受体等非 HER 家族生长因子受体介导信号传导的上调。对于②和③的曲妥珠单抗耐药，T-DM1 仍可发挥作用，即 T-DM1 仍可与 HER2 有效结合，下游信号传导出现异常（耐药机制②和③），但并不影响内吞、定向释放 DM1 及触发 ADCC 效应。

Ⅱ期临床研究显示，T-DM1 能够有效治疗既往曲妥珠单抗治疗失败的 HER2 阳性乳腺癌。因此，在 2009 年开展了 EMILIA 临床研究，该Ⅲ期临床研究旨在评价 T-DM1 对比卡培他滨＋拉帕替尼治疗既往曲妥珠单抗治疗失败的 HER2 阳性乳腺癌的疗效和安全性。

2. EMILIA 临床研究设计

EMILIA 为随机、国际、非盲的Ⅲ期研究，共入组了 991 例既往接受曲妥珠单抗和紫杉类药物治疗 HER2 阳性转移性乳腺癌患者，1：1 随机分为 T-DM1 组和拉帕替尼＋卡培他滨组。主要分层因素有：地区、晚期阶段化疗方案数量（0 或 1 *vs.* ＞1）和是否存在内脏转移。主要研究终点为独立评审委员会评估的 PFS、OS 和安全性；次要研究终点包括 PFS（研究者评估）、ORR 和 DoR（图 10-5）。

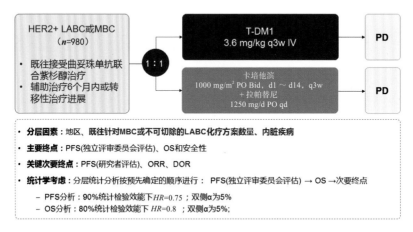

EMILIA研究：T-DM1

图 10-5　EMILIA 研究设计

EMILIA 临床研究主要入组标准：①既往接受过曲妥珠单抗和紫杉类治疗、HER2 阳性、不可手术切除的局部晚期或转移性乳腺癌。②最近的一个治疗方案在治疗过程中或治疗后出现疾病进展的局部晚期或转移性乳腺癌；或早期乳腺癌辅助治疗结束 6 个月内出现复发转移。

EMILIA 临床研究主要排除标准：①有症状的中枢神经系统转移；或随机化疗前 2 个月曾进行过针对中枢神经系统转移的治疗。②既往接受过 T-DM1、拉帕替尼或卡培他滨治疗。

EMILIA 临床研究给药方案：① T-DM1 组：T-DM1（3.6 mg/kg 静脉输注 3 周 1 次）；②拉帕替尼组：拉帕替尼（1250 mg 口服 qd）＋卡培他滨（1000 mg/m² 口服 Bid d1 ～ d14，21 天 / 周期）。

3. EMILIA 临床研究入组患者基线特征

2009 年 2 月—2011 年 10 月，本研究共纳入 991 例患者，T-DM1 组 495 例，拉帕替尼 + 卡培他滨组 496 例（表 10-4）。入组患者中大部分存在内脏转移（67%），88% 的患者在复发转移阶段经过治疗后出现疾病进展入组本研究，并且 84% 的患者在复发转移阶段曾接受过曲妥珠单抗治疗。

表 10-4　入组患者基线特征

	拉帕替尼 + 卡培他滨 （$n=496$）	T-DM1 （$n=495$）
中位年龄，岁（范围）	53（24～83）	53（25～84）
地区，n（%）		
美国	136（27）	134（27）
西欧	160（32）	157（32）
亚洲	76（15）	82（17）
其他	124（25）	122（25）
受累部位，n（%）		
内脏	335（68）	334（67）
非内脏	161（32）	161（33）
既往针对 MBC 治疗，n（%）		
是	438（88）	435（88）
否	58（12）	60（12）
既往针对 MBC 治疗线数，n（%）		
0 or 1	305（61）	305（61）
＞1	191（39）	191（39）
既往曲妥珠单抗治疗情况，n（%）		
复发转移阶段 ± 辅助阶段	419（84）	417（84）
仅辅助阶段	77（16）	78（16）

4.EMILIA 临床研究结果

2012 年 ASCO 的年会上首次公布了中位随访 13 个月时的主要研究结果 PFS 的数据，同年的 ESMO 的年会上报道了中位随访 19 个月时的 OS 数据。上述结果在 2012 年《新英格兰医学杂志》上正式发表。

中位随访 13 个月时，结果显示 T-DM1 组的独立评审委员会评估的中位 PFS 显著延长于拉帕替尼＋卡培他滨组（9.6 个月 *vs.* 6.4 个月，*HR* 0.65，*P* ＜ 0.001），对于曲妥珠单抗治疗失败的 HER2 阳性晚期乳腺癌患者来说，拉帕替尼组的中位 PFS 能够延长 3.2 个月，是比较大的治疗进步。亚组分析显示，无论复发转移阶段经过≤ 1 线或＞ 1 线治疗，均能从 T-DM1 治疗中获益。内脏转移的患者也更倾向于选择 T-DM1 治疗（图 10-6、图 10-7）。

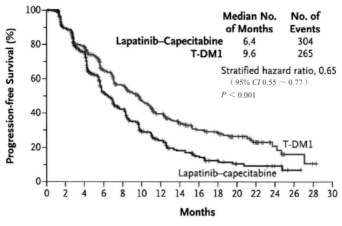

图 10-6　PFS 结果（独立评审委员会评估）

图片来源：VERMA S，MILES D，GIANNI L，et al. Trastuzumabemtansine for HER2-positive advanced breast cancer. N Engl J Med，2012，367（19）：1783-1791.

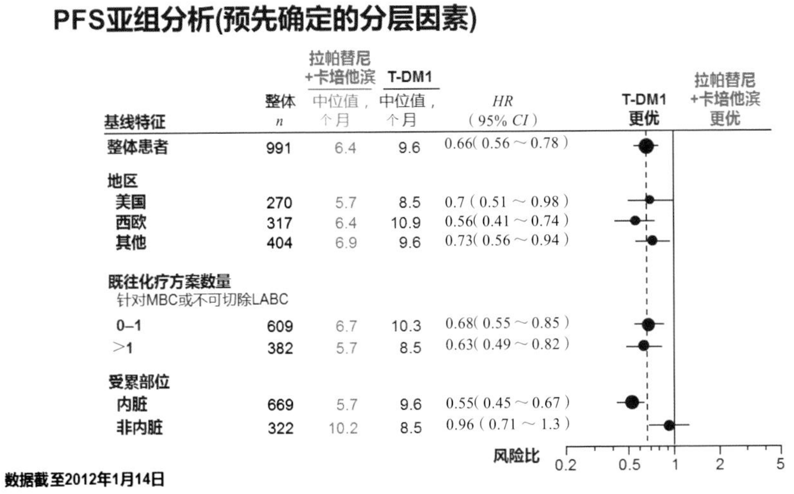

PFS亚组分析(预先确定的分层因素)

基线特征	整体 n	拉帕替尼 +卡培他滨 中位值, 个月	T-DM1 中位值, 个月	HR (95% CI)
整体患者	991	6.4	9.6	0.66(0.56~0.78)
地区				
美国	270	5.7	8.5	0.7(0.51~0.98)
西欧	317	6.4	10.9	0.56(0.41~0.74)
其他	404	6.9	9.6	0.73(0.56~0.94)
既往化疗方案数量 针对MBC或不可切除LABC				
0–1	609	6.7	10.3	0.68(0.55~0.85)
>1	382	5.7	8.5	0.63(0.49~0.82)
受累部位				
内脏	669	5.7	9.6	0.55(0.45~0.67)
非内脏	322	10.2	8.5	0.96(0.71~1.3)

数据截至2012年1月14日

图 10-7 PFS 亚组分析（预先确定的分层因素）

图片来源：VERMA S，MILES D，GIANNI L，et al. Trastuzumabemtansine for HER2-positive advanced breast cancer. N Engl J Med，2012，367（19）：1783-1791.

截至 2012 年 6 月（中位随访 19 个月），第二次中期 OS 结果显示，与拉帕替尼治疗组相比，T-DM1 治疗组中位 OS 显著延长，相对死亡风险下降 32%（30.9 个月 *vs.* 25.1 个月，*HR* 0.68，*P* = 0.0006）。由于已经证实存在显著的 PFS 和 OS 获益，第二次中期 OS 分析后，496 例对照组患者有 136 例（27%）交叉至 T-DM1 组。2017 年 6 月，在 *Lancet Oncology* 杂志上发表了 OS 最终分析的描述性分析结果。T-DM1 组中位随访 47.8 个月时，两组的中位 OS 分别为 29.9 个月（T-DM1 组）和 25.9 个月（拉帕替尼组）。交叉治疗患者敏感性分析显示，对交叉至 T-DM1 组的患者，在开始交叉治疗后进行删失，两组的中位 OS 分别为 29.9 个月（T-DM1 组）和 24.6 个月（拉帕替尼组）（表 10-5、图 10-8）。

表 10-5　EMILIA：OS 分析总结

	拉帕替尼 + 卡培他滨		T-DM1		分层 HR (95% CI)	P 值	终止阈值
	事件 n (%)	中位 OS 个月 (95% CI)	事件 n (%)	中位 OS 个月 (95% CI)			
首次期中分析 (2012年1月)	129 (26)	23.3 (20.9~NR)	94 (19)	NR (26.3~NR)	0.62 (0.48~0.81)	P=0.0005	P<0.0003 或 HR <0.617
第二次期中分析 (验证性分析) (2012年6月)	182 (37)	25.1 (22.7~28.0)	149 (30)	30.9 (26.8~34.3)	0.68 (0.55~0.85)	P=0.0006	P=0.0037 或 HR <0.727
最终分析 (2014年12月)	333 (67)	25.9 (22.7~28.3)	303 (61)	29.9 (26.3~34.1)	0.75 (0.64~0.88)	仅描述性	第二次期中分析时已达阈值
交叉治疗患者敏感度分析 (2014年12月)	278 (56)	24.6 (22.1~27.1)	303 (61)	29.9 (26.3~34.1)	0.69 (0.59~0.82)	仅描述性	第二次期中分析时已达阈值

表格来源：Diéras V, Miles D, Verma S, et al. Trastuzumabemtansine versus capecitabine plus lapatinib in patients with previously treated HER2-positive advanced breast cancer (EMILIA)：a descriptive analysis of final overall survival results from a randomised, open-label, phase 3 trial.Lancet Oncol, 2017, 18 (6)：732-742.

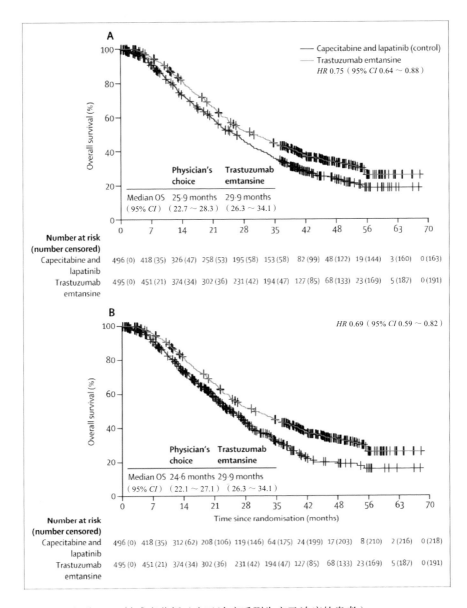

A：ITT 人群；B：敏感度分析（交叉治疗后删失交叉治疗的患者）。

图 10-8　总生存期（OS）

图片来源：DIÉRAS V，MILES D，VERMA S，et al. Trastuzumabemtansine versus capecitabine plus lapatinib in patients with previously treated HER2-positive advanced breast cancer（EMILIA）: a descriptive analysis of final overall survival results from a randomised，open-label，phase 3 trial. Lancet Oncol，2017，18（6）：732-742.

最终分析安全性结果显示，T-DM1 对比拉帕替尼 + 卡培他滨，≥ 3 级不良反应较少，分别为 233 例（48%）和 291 例（60%）。T-DM1 组最常见的 ≥ 3 级不良反应为血小板减少 70 例（14%）、天冬氨酸氨基转移酶水平升高 22 例（5%）和贫血 19 例（4%）。拉帕替尼 + 卡培他滨治疗组最常见的 ≥ 3 级不良反应为腹泻 103 例（21%），其次为手足综合征 87 例（18%）和呕吐 24 例（5%）。两组 ≥ 3 级心脏不良事件发生率都较低，均 < 1%。

5. 小结

在 EMILIA 临床研究中，直接对比 T-DM1 和拉帕替尼 + 卡培他滨在曲妥珠单抗治疗失败患者中的疗效和安全性。T-DM1 实现了 PFS 和 OS 的显著性改善。基于该研究结果，T-DM1 在 2013 年获美国食品药品监督管理局批准上市，作为单一制剂用于治疗既往接受过曲妥珠单抗和（或）紫杉类化疗的 HER2 阳性转移性乳腺癌患者。目前 T-DM1（恩美曲妥珠单抗、赫赛莱）在国内已可获得，可以作为曲妥珠单抗治疗失败患者新的治疗选择。

三、PHOEBE 临床研究对比 EMILIA 临床研究

曲妥珠单抗治疗失败后，T-DM1 与吡咯替尼孰优孰劣，目前仍缺乏头对头的临床研究。

EMILIA 临床研究（T-DM1）开展较早，因此随访时间较长，并且样本量较大（n=991 例），PFS 和 OS 数据均很成熟，自 2013 年在美国上市后，全球真实世界的研究数据较多，目前欧美多数乳腺癌治疗指南，推荐 T-DM1 是曲妥珠单抗治疗失败的 HER2 阳性晚期乳腺癌的优选用药。

PHOEBE 临床研究（吡咯替尼＋卡培他滨）是在 2017 年开展的Ⅲ期临床研究，因此随访时间较短，OS 数据尚不成熟，样本量为 267 例。但由于吡咯替尼是中国自主研发的创新药，并且Ⅱ期临床研究成绩斐然，因此在 2018 年 8 月通过优先审评审批程序获准上市，并且吡咯替尼已经纳入医保，在国内的用药经验较多，应用也更广泛。

PHOEBE 临床研究和 EMILIA 临床研究的入组人群存在一定差异（图 10-9），EMILIA 临床研究纳入的患者要求在晚期治疗阶段曲妥珠单抗治疗后进展或辅助治疗阶段曲妥珠单抗治疗过程中或停药 6 个月内出现复发转移，均是存在曲妥珠单抗治疗耐药的患者。PHOEBE 临床研究只要求既往在辅助治疗阶段和（或）晚期治疗阶段接受过曲妥珠单抗治疗，不要求患者是否存在曲妥珠单抗耐药。但该研究中对曲妥珠单抗耐药进行了定义，具体为辅助阶段曲妥珠单抗治疗完成后 6 个月内出现疾病复发，或晚期阶段曲妥珠单抗治疗完成后 3 个月内疾病进展，并对这部分曲妥珠单抗耐药的患者进行了进一步分析，显示出对这些曲妥珠单抗耐药的患者更倾向于选择吡咯替尼＋卡培他滨治疗。

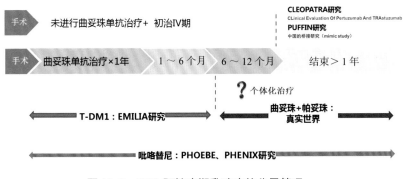

图 10-9　HER2 阳性晚期乳腺癌的分层管理

四、脑转移

30% 的 HER2 阳性晚期乳腺癌存在脑转移，随着患者生存期延长，脑转移发生概率增加。由于血脑屏障的作用，一般认为与分子量较大的单克隆抗体类药物相比，小分子 TKIs 更容易通过血脑屏障，更有利于脑转移的治疗。但治疗选择方面，还需要考虑颅外病灶的治疗情况。

EMILIA 临床研究中纳入了 95 例基线时存在中枢神经系统转移，并且无相关脑转移症状的患者。后期对这些患者进行了探索性分析，结果显示 T-DM1 组和拉帕替尼组 PFS（5.9 个月 *vs.* 5.7 个月）无显著差异，但是，T-DM1 治疗组的 OS（26.8 个月 *vs.* 12.9 个月，*HR* 0.38，*P*=0.008）显著延长。PFS 无改善，但是 OS 有延长，考虑与 T-DM1 能够更有效地控制颅外病灶有关。

PHOEBE 临床研究入组排除了基线时存在脑转移的患者，但吡咯替尼另一项Ⅲ期临床研究（PHENIX 研究）中纳入了基线有脑转移病灶的 31 例患者，其中吡咯替尼组患者 21 例，其中 6 例（28.6%）入组前因脑转移接受局部治疗，15 例（71.4%）未接受局部治疗，结果显示与单药卡培他滨治疗相比，吡咯替尼 + 卡培他滨治疗组中位 PFS 显著延长（6.9 个月 *vs.* 4.2 个月，*HR* 0.32，*P* < 0.001）。

图卡替尼（Tucatinib）是新型的高选择性抗 HER2 的小分子 TKI，Ⅱ期 HER2 cLIMB 试验的数据，结果显示，图卡替尼 + 曲妥珠单抗 + 卡培他滨三药联合治疗方案，与曲妥珠单抗 + 卡培他滨方案相比，治疗 HER2 阳性晚期乳腺癌脑转移患者，PFS 有所延长（7.6 个月 *vs.* 5.4 个月），1 年生存率显著提高（24.9% *vs.* 0，*HR* 0.48，*P* < 0.001），提示对于脑转

移患者，单抗类药物联合 TKI 药物可能更有优势。

目前，HER2 阳性晚期乳腺癌脑转移的治疗还是采用多学科综合诊治（multidis ciplinary diagnosis and treatment，MDT）的模式，脑转移局部治疗（如手术、放疗等）和全身药物治疗相结合，综合评价颅内和颅外病灶情况，选择合适的全身治疗方式。

五、临床实践相关的热点问题

1. 曲妥珠单抗 ± 帕妥珠单抗治疗失败，首选吡咯替尼，还是 T-DM1？

邵彬： 曲妥珠单抗的耐药制剂主要包括 HER2 受体胞外域（ECD）脱落和 PI3K/AKT/mTOR 或其他旁路信号通路异常活化。如果患者因为前者出现曲妥珠单抗耐药，T-DM1 也需要结合 HER2 受体胞外段发生抗肿瘤作用，也可能出现耐药。吡咯替尼主要通过结合 HER2 受体胞内段发挥作用，因此，对于这两种耐药机制，吡咯替尼均有治疗作用。

王墨培： 传统的治疗选择主要根据复发转移后的治疗线数选择方案。目前 HER2 阳性乳腺癌的治疗决策中，是否经过曲妥珠单抗治疗、是否曲妥珠单抗耐药是重要的决定因素。对曲妥珠单抗耐药机制的探讨，在临床治疗选择中更重要。EMILIA 临床研究中入选的患者，更接近于临床实践中曲妥珠单抗耐药的患者。在我们的临床实践中，曲妥珠单抗治疗失败的患者，T-DM1 和吡咯替尼均可以作为治疗选择。如果能根据耐药机制，做出精准治疗选择会更好，这也是很多转化研究的方向。目前国内的情况，因为药物可及性、费用等原因，临床选择吡咯替尼可能会更多一些。

张永强： PHOEBE 临床研究和 EMILIA 临床研究的入组人群存在一

定差异，EMILIA 临床研究纳入是曲妥珠单抗治疗失败和耐药的患者，PHOEBE 临床研究只要求既往在辅助治疗阶段和（或）晚期治疗阶段接受过曲妥珠单抗治疗，不要求患者存在曲妥珠单抗耐药，只是在结果分析时，对曲妥珠单抗耐药的亚组（两组占比均在 1/4 左右）进行了单独的分析。因此，这两项临床试验的 PFS 的数值差别，不能直接进行比较。目前，EMILIA 临床研究样本量更大，随访时间更长，PFS 和 OS 均有显著的延长，因此 T-DM1 循证医学证据更充分一些。PHOEBE 临床研究已经取得 PFS 的显著获益，但随访时间尚短，OS 数据尚不成熟，需要更进一步的随访和观察。但是在一系列吡咯替尼和其他抗 HER2 的 TKI 药物相关研究中，显示出脑转移的患者使用 TKIs 治疗有优势，因此对于脑转移患者，吡咯替尼具备一定优势。

杨俊兰：临床实践中，可能需要参考抗 HER2 单克隆抗体治疗的效果做出治疗选择。对于抗 HER2 单克隆抗体进展快、PFS 短的患者，特别是曲妥珠原发耐药的患者，无论是从耐药机制方面，还是临床试验数据角度考虑，更倾向于选择 TKIs 类治疗药物。对于既往抗 HER2 单克隆抗体治疗效果好、有效持续时间长、从抗体药物获益大的患者，更倾向于选择 T-DM1 作为二线治疗选择。EMILIA 临床研究随访时间长、样本量大、PFS 和 OS 均有显著性获益，循证医学证据更充分。但目前由于医疗保险、费用的问题，临床实践中还是吡咯替尼应用更多一些。

2. 脑转移患者，是否可以首选吡咯替尼？

梁旭：HER2 阳性乳腺癌脑转移发生率较高。既往研究发现，曲妥珠单抗辅助治疗的患者，在复发转移阶段、首发转移部位发现脑转移概率更高，考虑由于曲妥珠单抗不能通过血脑屏障，中枢神经系统是癌细胞的

"避风港"。当患者出现脑转移，放疗和一些抗血管生成药物可以打破或通过血脑屏障，但小分子 TKIs 药物，与大分子 ADC 药物相比，可能更容易透过血脑屏障，作用机制占用优势。目前，抗 HER2 的 TKIs 药物中，图卡替尼的分子量最小，相对应的 HER2 cLIMB 研究中显示，纳入的活动性脑转移和稳定性脑转移患者，均能从图卡替尼联合曲妥珠单抗的治疗中获益。吡咯替尼的分子量比图卡替尼大，是否也能取得图卡替尼的治疗效果，尚需进一步的临床研究验证。

杨俊兰：HER 阳性乳腺癌患者诊断脑转移时，通常同时存在颅外转移病灶，需要进行全面肿瘤状态评估来制定治疗决策。如果患者在抗体类药物治疗过程中出现新发脑转移，并且同时颅外病灶进展，可以考虑更换为 TKIs 药物治疗。如果首次出现复发转移，同时新发现脑转移和颅外转移，抗 HER2 单克隆抗体联合抗 HER2 小分子 TKIs 可以作为一种治疗选择，例如：曲妥珠单抗联合吡咯替尼或拉帕替尼，但这种治疗方式，仍需进一步的临床研究验证。

六、点评与总结

邸立军：EMILIA 临床研究开展时曲妥珠单抗＋帕妥珠单抗尚不是标准的一线治疗方案。PHOEBE 临床研究开展时，帕妥珠单抗尚未在中国上市。因此，这两项临床研究中，入组患者均没有进行曲妥珠单抗＋帕妥珠单抗双靶向治疗，主要是曲妥珠单抗单靶向治疗。虽然目前一线的标准治疗方案是曲妥珠单抗＋帕妥珠单抗双靶向治疗，但这两种药物均是靶向 HER2 通路的单克隆抗体药物，耐药机制存在一定相似性，所以 PHOEBE 和 EMILIA 这两项临床仍然可以对我们临床实践提供治疗选择的参考。并且在后续 T-DM1 的真实世界研究中，纳入了既往曾行曲妥珠单抗＋帕妥珠单抗治疗的患者，也显示出 T-DM1 治疗的有效性。因为，吡咯替尼目前仅在中国上市，并且临床应用比较广泛，我们可以开展曲妥珠单抗＋帕妥珠单抗双靶向治疗进展后，吡咯替尼二线治疗的真实世界研究，进一步进行探讨。

对于曲妥珠单抗原发耐药的患者，换用 TKIs 治疗，可能效果更好。目前，一些小分子 TKIs 对于 HER2 阳性晚期乳腺脑转移的治疗疗效，如奈拉替尼、吡咯替尼、拉帕替尼、图卡替尼等。对于存在脑转移，颅外转移负荷比较大的患者，抗体类药物联合 TKIs 治疗可能是今后发展的方向，因为患者的生存期与脑转移的控制和颅外病灶的控制均密切相关。

参考文献

1. XU B，YAN M，MA F，et al. Pyrotinib plus capecitabine versus lapatinib plus capecitabine for the treatment of HER2-positive metastatic breast cancer （PHOEBE）: a multicentre, open-label, randomised, controlled, phase 3 trial. Lancet Oncol, 2021, 22（3）: 351-360.

2. VERMA S，MILES D，GIANNI L，et al. Trastuzumabemtansine for HER2-positive advanced breast cancer. N Engl J Med, 2012, 367（19）: 1783-1791.

3. VON MINCKWITZ G，DU BOIS A，SCHMIDT M，et al. Trastuzumab beyond progression in human epidermal growth factor receptor 2-positive advanced breast cancer: a german breast group 26/breast international group 03-05 study. J Clin Oncol, 2009, 27（12）: 1999-2006.

4. GEYER C E，FORSTER J，LINDQUIST D，et al. Lapatinib plus capecitabine for HER2-positive advanced breast cancer. N Engl J Med, 2006, 355（26）:

2733-2743.

5. MA F, OUYANG Q, LI W, et al. Pyrotinib or lapatinib combined with capecitabine in her2-positive metastatic breast cancer with prior taxanes, anthracyclines, and/or trastuzumab: a randomized, phase II study. J Clin Oncol, 2019, 37 (29): 2610-2619.

6. YAN M, BIAN L, HU X C, et al. Pyrotinibpluscapecitabinefor human epidermal growth factor receptor2-positive metastatic breast cancer after trastuzumab and taxanes (PHENIX): a randomized, double-blind, placebo-controlled phase 3 study. Translational Breast Cancer Research, 2020, 1: 18-30.

7. BURRIS H A, RUGO H S, VUKELJA S J, et al. Phase II study of the antibody drug conjugate trastuzumab-DM1 for the treatment of human epidermal growth factor receptor 2 (HER2) -positive breast cancer after prior HER2-directed therapy. J Clin Oncol, 2011, 29 (4): 398-405.

8. KROP I E, LORUSSO P, MILLER K D, et al. A phase II study of trastuzumabemtansine in patients with human epidermal growth factor receptor 2-positive metastatic breast cancer who were previously treated with trastuzumab, lapatinib, an anthracycline, a taxane, and capecitabine. J Clin Oncol, 2012, 30 (26): 3234-3241.

9. DIÉRAS V, MILES D, VERMA S, et al. Trastuzumabemtansine versus capecitabine plus lapatinib in patients with previously treated HER2-positive advanced breast cancer (EMILIA): a descriptive analysis of final overall survival results from a randomised, open-label, phase 3 trial. Lancet Oncol, 2017, 18 (6): 732-742.

10. KROP I E, LIN N U, BLACKWELL K, et al. Trastuzumabemtansine (T-DM1) versus lapatinib plus capecitabine in patients with HER2-positive metastatic breast cancer and central nervous system metastases: a retrospective, exploratory

analysis in EMILIA. Ann Oncol，2015，26（1）：113-119.

11. MURTHY R K，LOI S，OKINES A，et al. Tucatinib，Trastuzumab，and Capecitabine for HER2-positive metastatic breast cancer. N Engl J Med，2020，382（7）：597-609.

讲者：严颖（北京大学肿瘤医院）

主持与讨论：邱立军（北京大学肿瘤医院）

杨俊兰（中国人民解放军总医院）

张永强（北京医院）

王墨培（北京大学第三医院）

梁旭（北京大学肿瘤医院）

邵彬（北京大学肿瘤医院）

云间读书系列课程

PALOMA2和PALOMA3研究解读
—— HR阳性HER2阴性晚期乳腺癌治疗的选择

日期 2020/12/29（周二） 时间 19:30～20:50

大会主席

 大会讲者

张永强
北京医院

王墨培
北京大学第三医院

特邀嘉宾

张频
中国医学科学院
肿瘤医院

邸立军
北京大学肿瘤医院

讨论嘉宾

樊英
中国医学科学院
肿瘤医院

彭亮
中国人民解放军总医院

严颖
北京大学肿瘤医院

扫一扫看视频

时间	内容	讲者
19:30～19:40	主席致辞	张永强
19:40～20:10	PALOMA 2&3: CDK4/6 抑制剂治疗 HR 阳性晚期乳腺癌	王墨培
20:10～20:40	讨论: HR 阳性晚期乳腺癌内分泌治疗 1.一线治疗首选CDK4/6抑制剂联合AI VS.氟维司群？ 影响选择的因素？ 2. ≥70岁老年患者CDK4/6抑制剂治疗的安全性？ 起始剂量？	讨论嘉宾: 樊 英 彭 亮 严 颖 特邀嘉宾: 张 频 邸立军
20:40～20:50	点评与总结	

会议议程

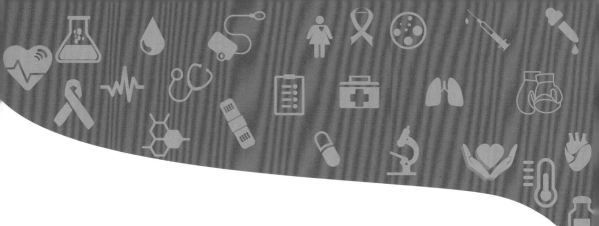

PALOMA2 和 PALOMA3 研究解析

——HR 阳性 HER2 阴性晚期乳腺癌治疗的选择

一、PALOMA2 和 PALOMA3 研究背景

激素受体阳性乳腺癌占乳腺恶性肿瘤的 60% ～ 65%，靶向雌激素受体信号通路的药物是主要治疗手段。原发性和获得性内分泌耐药是治疗失败的重要原因，克服耐药的新型靶向药物是临床治疗的紧迫需求。周期蛋白依赖性激酶（cyclin-dependent kinases，CDKs）在调节细胞周期进程中发挥重要作用。细胞周期蛋白 D 与 CDK4 和 CDK6 的相互作用促进了视网膜母细胞瘤（retinoblastoma，Rb）基因产物的过度磷酸化，这反过来导致细胞周期从 G1 检查点进展到 S 期。上述通路的异常调控与乳腺癌内分泌耐药有关。哌柏西利是 CDK4/6 的小分子抑制剂，可以逆转乳腺癌内分泌治疗耐药。

由于Ⅱ期临床研究 PALOMA1 获得显著疗效，2015 年 2 月美国食品药品监督管理局批准了哌柏西利联合来曲唑一线治疗 ER+/HER2– 绝经后晚期乳腺癌患者的适应证。但是这种适应证的持续审批需要Ⅲ期临床研究对哌柏西利的临床获益进一步验证。因此后续开展的 PALOMA2 研究是一项全球多中心、随机双盲的Ⅲ期临床研究，旨在进一步验证哌柏西利联合来曲唑一线治疗 HR 阳性晚期乳腺癌的疗效及安全性。

PALOMA3 研究是一项评估哌柏西利联合氟维司群治疗既往内分泌治疗失败的激素受体阳性 HER2 阴性晚期乳腺癌患者疗效的随机、多中心、双盲Ⅲ期研究。研究中心涉及全球 17 个国家。此研究结果首次发表于 2015 年《新英格兰医学杂志》，在 2018 年又报道了总生存结局。

PALOMA2 和 PALOMA3 研究都是哌柏西利联合内分泌治疗晚期 HR 阳性乳腺癌的关键研究。本解读选择此 2 篇文献进行讲解，并邀请专家结合研究对临床诊疗中的相关热点问题进行讨论。

二、PALOMA2 研究设计

PALOMA2 研究共入组 666 例激素受体阳性、未接受过转移性乳腺癌治疗的晚期乳腺癌患者，按照 2∶1 随机分组为哌柏西利联合来曲唑治疗组（试验组）及安慰剂联合来曲唑组（对照组），治疗直至疾病进展或不可耐受毒副作用。根据转移部位、无疾病间期、既往辅助或新辅助内分泌治疗设置分层。主要研究终点为研究者评估的中位 mPFS；次要研究终点为 OS、ORR、CBR、DoR，患者报道结果、药代动力学效应、肿瘤组织生物标志物分析及安全性。PALOMA2 研究设计见图 11-1。

PALOMA-2 研究：哌柏西利 + 来曲唑一线治疗 ER+/HER2- 晚期乳腺癌
Ⅲ期、多中心、全球、双盲安慰剂随机对照研究

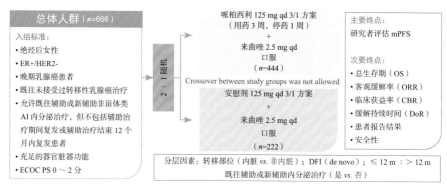

总体人群（*n*=666）

入组标准：
- 绝经后女性
- ER+/HER2-
- 晚期乳腺癌患者
- 既往未接受过转移性乳腺癌治疗
- 允许既往辅助或新辅助非甾体类 AI 内分泌治疗，但不包括辅助治疗期间复发或辅助治疗结束 12 个月内复发患者
- 充足的器官脏器功能
- ECOC PS 0～2 分

2 : 1 随机

哌柏西利 125 mg qd 3/1 方案
（用药 3 周，停药 1 周）
+
来曲唑 2.5 mg qd
口服
（*n*=444）
Crossover between study groups was not allowed

安慰剂 125 mg qd 3/1 方案
+
来曲唑 2.5 mg qd
口服
（*n*=222）

主要终点：
研究者评估 mPFS

次要终点：
- 总生存期（OS）
- 客观缓解率（ORR）
- 临床获益率（CBR）
- 缓解持续时间（DoR）
- 患者报告结果
- 安全性

分层因素：转移部位（内脏 *vs.* 非内脏）；DFI（de novo）；≤ 12 m : > 12 m
既往辅助或新辅助内分泌治疗（是 *vs.* 否）

ER= 雌激素受体；HER2= 人表皮生长因子受体 -2；ECOG PS= 美国东部肿瘤协作组体力状况评分；mPFS= 中位无进展生存期；
OS= 总生存期；ORR= 客观缓解率；CBR= 临床获益率；DoR= 缓解持续时间；QoL= 生活质量。

图 11-1　PALOMA2 研究设计

1. 入组标准

绝经后女性；ER 阳性 /HER2 阴性；晚期乳腺癌；既往未接受过转移性乳腺癌治疗；允许既往辅助或新辅助非甾体类芳香化酶抑制剂内分泌治疗，但不包括辅助治疗期间复发或辅助治疗结束 12 个月内复发患者；主要器官脏器功能正常；ECOG 评分 0～2 分；按照 RECIST1.1 标准有可评价转移病灶或仅骨转移病灶。

2. 排除标准

伴有临床症状的广泛内脏转移，并且病情发展迅速存在内脏危象。

3. 给药方案

治疗组使用哌柏西利 125 mg 口服 qd（用药 3 周，停药 1 周）联合来曲唑 2.5 mg 口服 qd 的方案；对照组则使用安慰剂联合来曲唑 2.5 mg 口服 qd 的方案。根据血液学毒性进行试验药物剂量调整见表 11-1。

表 11-1　试验药物剂量调整指南

血液学毒性	重启剂量 哌柏西利 / 安慰剂治疗 *
3 度中性粒细胞减少（中性粒细胞计数＜ 1000/mm³）	相同剂量水平
3 度中性粒细胞减少（中性粒细胞计数＜ 1000/mm³）伴有明确感染或体温≥ 38.5 ℃	降低 1 个剂量级别
4 度中性粒细胞减少（中性粒细胞计数＜ 500/mm³）	降低 1 个剂量级别
4 度血小板减少（血小板计数＜ 25000/ mm³）	降低 1 个剂量级别
≥ 3 度非血液学毒性†	降低 1 个剂量级别

* 可接受的哌柏西利或安慰剂剂量 125 mg/d（起始剂量），100 mg/d 和 75 mg/d；哌柏西利＜ 75 mg 不再进行减量调整；来曲唑剂量不进行调整。

† 包括恶心，呕吐，腹泻和高血压，并且在合理治疗后仍然存在。

4. 统计学方法

研究预设需要 347 个疾病进展或死亡的事件，90% 检验效能，$HR=$ 0.69，哌柏西利组风险减少 31% 或 PFS 延长 44%（13 个月 $vs.$ 9 个月），单侧显著性水平 $α=0.025$。预设中期分析计划: 观察到约 65% 的 PFS 事件后，使用预设的 haybitle-peto 疗效边界（$α=0.000\ 013$）评估判定是否提前停止研究。

5. 入组患者基线特征

选择 2013 年 2 月—2014 年 7 月来自 17 个国家 186 个研究中心的 666 例女性患者入组，按照 2 ∶ 1 随机分配成治疗组和对照组。两组患者的中位年龄、种族分布、生活质量评分、初诊Ⅳ期患者比例、内脏转移患者比例及既往治疗情况均相似。

治疗组和对照组老年患者（≥ 65 岁）比例分别为 40.8% 和 36.5%；亚洲人种比例分别为 14.6% 和 13.5%；内脏转移患者比例 48.2% 和

49.5%。既往辅助及新辅助治疗中接受化疗患者比例分别为 48.0% 和 49.1%，内分泌治疗患者比例为 56.1% 和 56.8%。新发转移患者在两组中分别占比分别为 37.6% 和 36.5%；DFI > 12 个月的患者比例分别为 40.1% 和 41.9%；DFI ≤ 12 个月的患者比例分别为 22.3% 和 21.6%。入组患者基线特征见表 11-2。

表 11-2　入组患者基线特征

Patient Demographic and Clinical Characteristics. *		
Characteristic	Palbociclib - Letrozole（*n*=444）	Placebo–Letrozole（*n*=222）
Age		
Median（range）— yr	62（30 ～ 89）	61（28 ～ 88）
< 65 yr — no.（%）	263（59.2）	141（63.5）
≥ 65 yr — no.（%）	181（40.8）	81（36.5）
Race — no.（%）†		
White	344（77.5）	172（77.5）
Asian	65（14.6）	30（13.5）
Black	8（1.8）	3（1.4）
Other	27（6.1）	17（7.7）
ECOG performance status — no.（%）‡		
0	257（57.9）	102（45.9）
1	178（40.1）	117（52.7）
2	9（2.0）	3（1.4）
Disease stage at initial diagnosis — no.（%）		
I	51（11.5）	30（13.5）
II	137（30.9）	68（30.6）
III	72（16.2）	39（17.6）

（续表）

Patient Demographic and Clinical Characteristics. *		
Characteristic	Palbociclib‐Letrozole (*n*=444)	Placebo–Letrozole (*n*=222)
IV	138（31.1）	72（32.4）
Unknown	36（8.1）	12（5.4）
Other or data missing§	10（2.3）	1（0.5）
Recurrence type — no.（%）		
Locoregional	2（0.5）	2（0.9）
Local	6（1.4）	3（1.4）
Regional	3（0.7）	1（0.5）
Distant	294（66.2）	145（65.3）
Newly diagnosed	139（31.3）	71（32）
Disease-free interval — no.（%）¶		
Newly metastatic disease	167（37.6）	81（36.5）
≤ 12 mo	99（22.3）	48（21.6）
> 12 mo	178（40.1）	93（41.9）
Disease site — no.（%）		
Visceral	214（48.2）	110（49.5）
Nonvisceral	230（51.8）	112（50.5）
Bone only	103（23.2）	48（21.6）
No. of disease sites — no.（%）		
1	138（31.1）	66（29.7）
2	117（26.4）	52（23.4）
3	112（25.2）	61（27.5）
≥ 4	77（17.3）	43（19.4）
Chemotherapy	213（48）	109（49.1）

（续表）

Patient Demographic and Clinical Characteristics. *		
Characteristic	Palbociclib - Letrozole （*n*=444）	Placebo–Letrozole （*n*=222）
Neoadjuvant	54（12.2）	32（14.4）
Adjuvant	180（40.5）	89（40.1）
Adjuvant hormonal therapy ‖	249（56.1）	126（56.8）
Tamoxifen	209（47.1）	98（44.1）
Anastrozole	56（12.6）	29（13.1）
Letrozole	36（8.1）	16（7.2）
Exemestane	30（6.8）	13（5.9）
Goserelin	5（1.1）	6（2.7）
Toremifene	7（1.6）	1（0.5）
Other	3（0.7）	4（1.8）

* There were no significant differences in baseline characteristics between the two treatment groups except for Eastern Cooper-ative Oncology Group（ECOG）performance status（P=0.004）. Some percentages do not sum to 100 because of rounding.

† Race was self-reported.

‡ ECOG performance status is measured on a 5-point scale，with 0 indicating no symptoms and higher numbers indicat-ing increasingdisability.

§ "Other" was an option for the site to select on the clinical report form if none of the other available options were appli-cable；"data missing" means that the site did not complete that field because the information was not available.

¶ Disease-free interval was defined as the time from adjuvant or neoadjuvant therapy to recurrence. Newly metastatic disease（referred to as "de novo metastatic" in the protocol）applies to patients who had not received any prior systemic therapy，for whom a determination of disease-free interval was not possible.

Patients who received anastrozole or letrozole as a component of their adjuvant or neoadjuvant therapy were excluded from the study if theyhad disease progression while receiving the therapy or within 12 month safter completing the therapy.

表格来源：FINN R S，MARTIN M，RUGO H S，et al. Palbociclib and letrozole in advanced breast cancer. N Engl J Med，2016，375（20）：1925-1936.

6. 研究结果

主要研究终点：2016 年 2 月在中位随访时间 23 个月时首次发表结果。研究者评估 mPFS 治疗组为 24.8 个月，比对照组 14.5 个月延长 10.3 个月，*HR*=0.58（95% *CI* 0.46 ～ 0.72；*P* ＜ 0.001）。中心评估结果治疗组 mPFS 为 30.5 个月，较对照组 19.3 个月延长 11.2 个月，*HR*=0.65（95% *CI* 0.51 ～ 0.84；*P*=0.001）。结果见图 11-2。

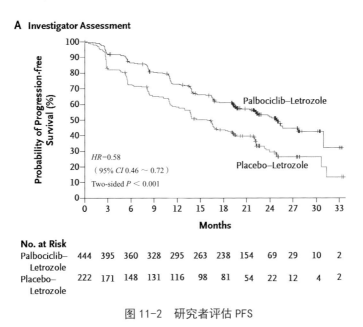

图 11-2　研究者评估 PFS

图片来源：FINN R S，MARTIN M，RUGO H S，et al. Palbociclib and letrozole in advanced breast cancer. N Engl J Med，2016，375（20）：1925-1936.

亚组分析显示，哌柏西利联合来曲唑治疗在各个亚组中 mPFS 获益趋势一致。在三个预设亚组中，无论患者是否存在内脏转移都能从哌柏西利联合内分泌治疗中获益；而 DFI ≥ 12 个月还是＜ 12 个月的患者联合治疗都较对照组 mPFS 有显著改善；既往辅助和新辅助内分泌治疗的患者也能够从哌柏西利治疗中进一步改善生存。结果见图 11-3。

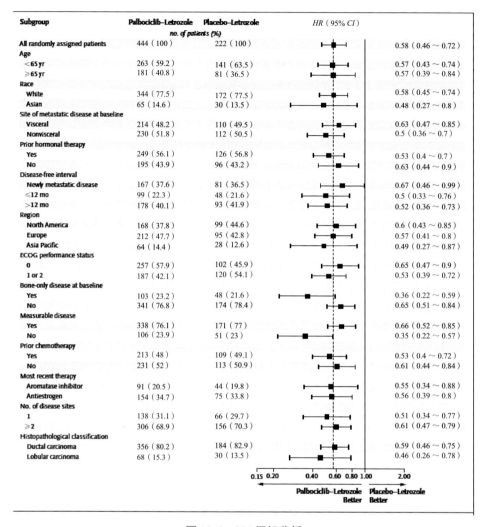

图 11-3　PFS 亚组分析

图片来源：FINN R S, MARTIN M, RUGO H S, et al. Palbociclib and letrozole in advanced breast cancer. N Engl J Med，2016，375（20）：1925-1936.

　　PALOMA2 研究的次要研究终点，患者报道结果（patientreportedoutcome，PRO）的健康相关评分显示，哌柏西利联合来曲唑对比来曲唑安慰剂组 PRO 生活质量评分较基线改变无差异。这也提示哌柏西利联合来曲唑治疗组患者的生活质量较对照组无明显下降。

研究于 2017 年 5 月再次随访，中位随访时间近 37 个月，哌柏西利联合来曲唑对比来曲唑安慰剂组 PFS 分别是 27.6 个月和 14.5 个月，治疗组 PFS 延长 13.1 个月，HR=0.56（95% CI 0.46 ～ 0.69；P < 0.000001）。并且治疗组从随机到后续首次化疗的时间为 40.4 个月，较对照组 29.9 个月延长近 10 个月。这也证实，哌柏西利联合治疗带来的 PFS 受益能够延续至后线治疗。

研究的总生存数据仍在随访中，目前尚未正式发表。

7. 安全性

血白细胞减少、中性粒细胞减少是哌柏西利治疗组常见毒副作用。在哌柏西利治疗组中，Ⅲ度中性粒细胞减少 56.1%，Ⅳ度中性粒细胞减少 10.4%；而来曲唑联合安慰剂组仅为 0.9% 和 0.5%。在哌柏西利治疗组中因中性粒细胞减少症造成药物剂量下调的患者占 24%，而对照组 < 1%。由此可见，血液毒性特别是白细胞减少和中性粒细胞减少是哌柏西利治疗中需要特别关注的毒副作用。治疗期间的血象监测和药物剂量调整非常重要。

哌柏西利联合来曲唑治疗组中最常见的不良事件是中性粒细胞减少症、白细胞减少症、疲劳、恶心、关节痛和脱发。除外中性粒细胞减少和白细胞减少症，57% 患者报道为Ⅰ度和Ⅱ度不良事件，39.2% 患者为Ⅲ度以上毒副作用。

三、 PALOMA3 研究设计

PALOMA3 研究共入组 521 例激素受体阳性 HER2 阴性，既往内分泌治疗失败的晚期乳腺癌患者，按照 2∶1 随机分组为哌柏西利联合氟维司群治疗组（试验组）及安慰剂联合氟维司群（对照组），治疗直至疾病进展或不可耐受毒副作用。

随机分组根据是否内脏转移、对既往内分泌治疗的敏感性及月经状态（月经前 / 围绝经期和绝经）设置分层。如果患者在接受辅助内分泌治疗 24 个月后复发，或在晚期情况下从之前的内分泌治疗中获益 [客观反应率（完全或部分缓解）或稳定的疾病持续 24 周]，则被定义为对既往内分泌治疗敏感。主要研究终点为研究者评估 mPFS；次要研究终点为 OS，分别 1 年、2 年及 3 年的生存率、ORR、CBR、DoR、PRO、药代动力学效应及安全性。

1. 入组标准

绝经前 / 围绝经期和绝经后女性；ER 阳性 /HER2 阴性晚期乳腺癌；辅助内分泌治疗应用芳香化酶抑制剂或他莫昔芬治疗期间或治疗结束 ≤ 12 个月疾病进展；晚期治疗应用芳香化酶抑制剂或他莫昔芬治疗期间或治疗结束 ≤ 1 个月疾病进展；允许接受过 ≤ 1 线晚期化疗；主要器官脏器功能正常；ECOG 评分 0 ～ 1 分；按照 RECIST 1.1 标准有可评价转移病灶或仅骨转移病灶。

2. 排除标准

伴有临床症状的广泛内脏转移，并且病情发展迅速存在内脏危象；不可控制的脑转移；既往治疗应用过依维莫司和氟维司群。

3. 统计学方法

本研究预设需要 238 个疾病进展或死亡的事件，90% 检验效能，HR=0.64，mPFS 改善 56%（6 个月 $vs.$ 9.38 个月），α= 0.025 的单侧显著性水平。计划中期分析为观察到约 60% 的 PFS 事件后，使用预设的 haybitle -peto 疗效边界（$\alpha= 0.00135$）评估判定是否提前停止研究。

4. 入组患者基线特征

选取 17 个国家 521 例女性患者入组，按照 2：1 随机分配为治疗组和对照组。两组患者的中位年龄、激素受体状态、种族分布、生活质量评分、月经状态、内脏转移患者比例及既往治疗情况均相似。治疗组和对照组中亚裔人群分别为 21.3% 和 17.8%；65 岁以下人群分别占 75.2% 和 75.3%；绝经后人群均为 79.3%；内脏转移率分别为 59.4% 和 60.3%，均高于 PALOMA2 中患者内脏转移率（分别为 48.2% 和 49.5%）。治疗组和对照组中既往内分泌治疗敏感人群分别为 79% 和 78.2%，接受晚期化疗人分别为 30.8% 和 36.2%。从患者基线特征可以看到，PALOMA3 入组患者相比 PALOMA2 更加年轻，高危及多线治疗后。具体见表 11-3。

表 11-3　入组患者基线特征

Characteristic	Palbociclib-Fulvestrant (n= 347)	Placebo-Fulvestrant (n=174)
Age		
Median — yr	57	56
Range — yr	30～88	29～80
＜ 65 yr — no.（%）	261（75.2）	131（75.3）
≥ 65 yr — no.（%）	86（24.8）	43（24.7）
Race — no.（%）†		
White	252（72.6）	133（76.4）
Asian	74（21.3）	31（17.8）

（续表）

Characteristic	Palbociclib-Fulvestrant（*n*=347）	Placebo-Fulvestrant（*n*=174）
Black or other	20（5.8）	9（5.2）
Hormone-receptor status — no.（%）		
ER-positive and PR-positive	238（68.6）	111（63.8）
ER-positive and PR-negative	91（26.2）	48（27.6）
ECOG performance status — no.（%）‡		
0	207（59.7）	115（66.1）
1	140（40.3）	59（33.9）
Disease-free interval §		
Median — mo	48	51
≤24 mo — no./total no.（%）	42/235（17.9）	23/124（18.5）
>24 mo — no./total no.（%）	186/235（79.1）	95/124（76.6）
Menopausal status at study entry — no.（%）		
Premenopausal or perimenopausal	72（20.7）	36（20.7）
Postmenopausal	275（79.3）	138（79.3）
Documentedsensitivitytopriorhormonaltherapy — no.（%）¶		
Yes	274（79.0）	136（78.2）
No	73（21.0）	38（21.8）
Visceral metastasis — no.（%）‖	206（59.4）	105（60.3）
Measurable disease — no.（%）	268（77.2）	138（79.3）
Disease stage at study entry — no.（%）**		
Recurrent locally advanced††	49（14.1）	25（14.4）
Metastatic	296（85.3）	146（83.9）

（续表）

Characteristic	Palbociclib-Fulvestrant (*n*= 347)	Placebo-Fulvestrant (*n*= 174)
No. of disease sites — no. of patients（%）‡‡		
1	111（32.0）	60（34.5）
2	99（28.5）	50（28.7）
≥ 3	135（38.9）	62（35.6）
Prior endocrine therapy — no.（%）§§		
Aromatase inhibitor with or without GnRH agonist	296（85.3）	151（86.8）
Tamoxifen with or without GnRH agonist	211（60.8）	104（59.8）
Most recent therapy — no.（%）		
Aromatase inhibitor with or without GnRH agonist	238（68.6）	118（67.8）
Prior chemotherapy — no.（%）		
Neoadjuvant or adjuvant treatment only¶¶	144（41.5）	75（43.1）
Metastatic treatment，with or without prior neoadjuvant or adjuvant therapy	107（30.8）	63（36.2）
Prior lines of therapy in the context of metastatic disease — no. of patients（%）		
0	84（24.2）	45（25.9）
1	132（38.0）	70（40.2）
2	90（25.9）	43（24.7）
≥ 3	41（11.8）	16（9.2）

　　* No significant differences in the clinical and pathological characteristics of the patients were identified between the two treatment groups. ER denotes estrogen receptor，GnRH gonadotropin-releasing hormone，and PR progesterone receptor.

　　† Race was self-reported. Race was unspecified in one patient in each treatment group.

‡ Eastern Cooperative Oncology Group（ECOG）performance status is scored on a scale of 0 to 5，with 0 indicating no symptoms，1 indicating mild symptoms，and higher numbers indicating increasing degrees of disability.

§ The disease-free interval was defined as the time from diagnosis of primary breast cancer to first relapse in patients who received adjuvanttherapy.

¶ Patients were defined as having sensitivity to prior endocrine therapy if they had a relapse after 24 months of adju- vant endocrine therapy or had a clinical benefit(objective response [complete or partial] or stable disease lasting ≥ 24 weeks）from prior endocrine therapy in the context of advanced disease.

" Visceral metastasis was defined as lung，liver，brain，pleural，or peritoneal involvement.

** Data on disease stage at study entry were missing or unknown for five patients（two in the palbociclib–fulvestrant group and three in the placebo–fulvestrant group）.

†† Recurrent locally advanced disease included local and regional recurrences.

‡‡ Data on number of disease sites were missing for four patients（two in each treatment group）.

§§ Prior endocrine therapy was defined as any endocrine therapy anytime before study entry.

¶¶ These patients did not receive chemotherapy in the context of metastatic disease.

表格来源：TURNER N C，RO J，ANDRÉ F，et al. Palbociclib in hormone-receptor-positive advanced breast cancer. N Engl J Med，2015，373（3）：209-219.

5. 研究结果

（1）主要研究终点

首次中期分析(数据截止日期2014年12月)，研究达到主要研究终点。研究者评估 mPFS 哌柏西利联合氟维司群对比安慰剂联合氟维司群分别为 9.2 个月和 3.8 个月，HR=0.42（95% CI 0.32 ～ 0.56，P < 0.001），结果见图 11-4。

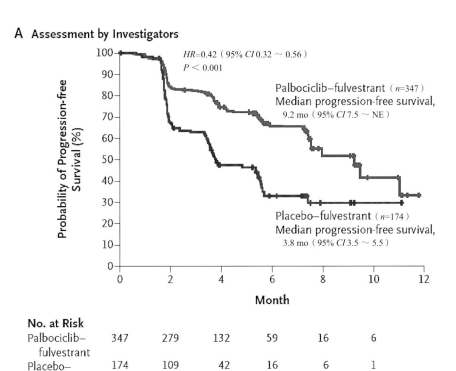

图 11-4　研究者评估 PFS

图片来源：TURNER N C，RO J，ANDRÉ F，et al. Palbociclib in hormone-receptor-positive advanced breast cancer. N Engl J Med，2015，373（3）：209-219.

意向治疗人群（ITT）分析结果显示，治疗组 mPFS 9.5 个月而对照组 4.6 个月，HR=0.46（95% CI 0.36 ～ 0.59；P < 0.0001）。亚组分析显示，哌柏西利联合氟维司群治疗在各个亚组中 mPFS 获益趋势一致。在 3 个预设亚组中，无论患者是否存在内脏转移，月经状态是绝经前或围绝经期及绝经后都能从哌柏西利联合氟维司群治疗中获益。而在既往内分泌治疗获益人群中，mPFS 分别在治疗组和对照组中为 10.2 个月 vs. 4.2 个月，HR=0.42（95% CI 0.32 ～ 0.56，P < 0.0001），也体现出 mPFS 获益。结果见图 11-5。

	Fulvestrant plus palbociclib (events [n]/patients)	Fulvestrant plus placebo (events [n]/patients)	Events (n)/patients		Fulvestrant plus palbociclib median progression-free survival (95% CI)	Fulvestrant plus placebo median progression-free survival (95% CI)	HR (95% CI)	$P_{\text{interaction}}$
Menopausal status at study entry								0.89
Premenopausal or perimenopausal	30/72	23/36	53/108		9.5 (7.4~NE)	5.6 (1.8~7.6)	0.50 (0.29~0.87)	
Postmenopausal	115/275	91/138	206/413		9.9 (8.5~11.0)	3.9 (3.5~5.5)	0.45 (0.34~0.59)	
Site of metastatic disease								0.82
Visceral	101/206	76/105	177/311		8.0 (7.5~9.5)	3.5 (2.0~5.3)	0.47 (0.34~0.63)	
Non-visceral	44/141	38/69	82/210		11.2 (9.9~NE)	5.6 (4.6~10.9)	0.43 (0.28~0.67)	
Number of disease sites								0.43
1	36/111	29/60	65/171		11.2 (9.9~NE)	9.3 (5.5~NE)	0.55 (0.34~0.90)	
2	40/95	36/51	76/146		11.0 (7.5~NE)	3.6 (1.9~5.6)	0.37 (0.24~0.59)	
≥3	69/139	49/62	118/201		7.6 (7.4~9.5)	3.4 (1.9~3.7)	0.40 (0.28~0.59)	
Disease-free interval								0.16
≤24 months	24/41	15/22	39/63		7.2 (2.5~9.2)	5.4 (1.8~9.3)	0.83 (0.43~1.59)	
>24 months	77/192	63/101	140/293		9.9 (9.3~11.2)	5.5 (3.5~7.3)	0.48 (0.35~0.68)	
Previous lines of endocrine therapy								0.75
1	63/160	58/91	121/251		9.5 (7.6~NE)	4.6 (3.4~5.6)	0.46 (0.31~0.69)	
2	61/140	44/61	105/201		9.9 (7.5~13.9)	5.1 (2.8~7.2)	0.46 (0.31~0.69)	
≥3	21/47	12/22	33/69		9.4 (7.5~NE)	3.9 (1.8~NE)	0.61 (0.30~1.24)	
Previous endocrine therapy								0.63
Aromatase inhibitor only	58/137	50/70	108/207		9.5 (7.6~13.9)	3.7 (2.1~5.5)	0.39 (0.27~0.57)	
Tamoxifen only	18/51	10/23	28/74		9.5 (7.5~NE)	NE (1.7~NE)	0.61 (0.28~1.33)	
Aromatase inhibitor and tamoxifen	69/159	54/81	123/240		9.5 (7.6~11.2)	4.2 (3.5~7.2)	0.50 (0.35~0.71)	
Sensitivity to previous hormonal therapy								0.13
Yes	108/274	89/136	197/410		10.2 (9.4~11.2)	4.2 (3.5~5.6)	0.42 (0.32~0.56)	
No	37/73	25/38	62/111		7.4 (5.6~9.2)	5.4 (1.9~7.4)	0.64 (0.39~1.07)	
The purpose of most recent therapy								0.39
Neoadjuvant or adjuvant treatment	34/74	24/40	58/114		9.5 (7.4~NE)	5.4 (2.1~10.9)	0.55 (0.32~0.92)	
Metastatic treatment	111/273	90/133	201/406		9.9 (9.2~11.2)	3.9 (3.5~5.6)	0.43 (0.32~0.57)	
Previous chemotherapy								0.22
Neoadjuvant or adjuvant treatment only	59/139	43/74	102/213		11.0 (7.6~NE)	5.6 (3.5~9.3)	0.60 (0.40~0.88)	
Metastatic treatment	53/113	47/64	100/177		7.7 (5.7~9.5)	3.5 (1.9~5.4)	0.43 (0.29~0.64)	
None	33/95	24/36	57/131		10.8 (9.5~NE)	5.4 (3.4~7.3)	0.31 (0.18~0.53)	
PIK3CA status								0.83
Positive	41/85	31/44	72/129		9.5 (5.7~11.2)	3.6 (1.9~5.6)	0.48 (0.30~0.78)	
Negative	71/180	56/86	127/266		9.9 (9.2~13.9)	4.6 (3.4~7.3)	0.45 (0.31~0.64)	
Overall	145/347	114/174	259/521		9.5 (9.2~11.0)	4.6 (3.5~5.6)	0.46 (0.36~0.59)	

Forest plot axis: 0.125 0.25 0.5 1.0 2.0 4.0 8.0
← Favours fulvestrant plus palbociclib | Favours fulvestrant plus placebo →

图 11-5 PFS 亚组分析

图片来源：CRISTOFANILLI M，TURNER N C，BONDARENKO I，et al. Fulvestrant plus palbociclib versus fulvestrant plus placebo for treatment of hormone-receptor-positive，HER2-negative metastatic breast cancer that progressed on previous endocrine therapy（PALOMA-3）：final analysis of the multicentre，double-blind，phase 3 randomised controlled trial. Lancet Oncol，2016，17（4）：425-439.

（2）次要研究终点

ITT 人群分析，哌柏西利治疗组对比对照组的 ORR 分别为 19% 和 9%，$OR=2.47$（95% CI 1.36 ~ 4.91，$P=0.0019$）；CBR 分别为 67% 和 40% $OR=3.05$（95% CI 2.07 ~ 4.61，$P < 0.0001$）。

PALOMA3 研究的次要研究终点中，PRO 的生活质量各项评分、疼痛评分和情绪功能评分等显示，哌柏西利联合氟维司群对比氟维司群联合安慰剂组显著延缓至疾病恶化时间；延迟至疼痛时间；并降低恶心、呕吐的发生率和改善患者情绪功能。

2018 年 4 月中位随访时间为 44.8 个月时，PALOMA3 研究报道总生存分析结果。哌柏西利联合氟维司群组对比安慰剂联合氟维司群组中位 OS 分别为 34.9 个月和 28 个月，OS 结果差异没有统计学意义分层风险比 HR=0.81（95% CI 0.64 ～ 1.03，P = 0.09），哌柏西利联合治疗组较氟维司群单药治疗组 OS 延长 6.9 个月。

预设分层亚组分析中，410 例对既往内分泌治疗敏感的患者，哌柏西利联合氟维司群组的中位 OS 为 39.7 个月，对比安慰剂联合氟维司群组为 29.7 个月，OS 延长 10 个月，HR=0.72（95% CI 0.55 ～ 0.94）。但是在既往内分泌治疗不敏感患者（原发内分泌耐药），治疗组的中位 OS 是 20.2 个月，而对照组为 26.2 个月，HR=1.14（95% CI 0.71 ～ 1.84），治疗组对比对照组未见 OS 延长。

在 311 例内脏转移性疾病患者中，治疗组的中位 OS 为 27.6 个月，对照组的中位 OS 为 24.7 个月，HR=0.85（95% CI 0.64 ～ 1.13）。而在无内脏转移性疾病的患者中，治疗组的中位 OS 为 46.9 个月，比对照组的中位 OS 延长 11.5 月，HR=0.69（95% CI 0.46 ～ 1.04）。

绝经后患者中，治疗组的中位 OS 为 34.8 个月，对照组中位 OS 为 27.1 个月，HR=0.73（95% CI 0.57 ～ 0.95）。在绝经前或围绝经期患者中，哌柏西利联合氟维司群组的 OS 为 38 个月与对照组 OS 几乎一致。

在研究期间两组不可交叉，但是当主要研究终点 PFS 达到研究预设终点后，后续 16% 安慰剂联合氟维司群组患者接受了 CDK4/6 抑制剂的治疗。关于 CDK4/6 抑制剂的临床研究通常对于 OS 的统计检验效能低于

PFS，因此 PALOMA3 临床试验在达到主要研究终点，证实哌柏西利联合氟维司群组 PFS 显著优于对照组的前提下，再次验证 OS 延长差异具有统计学意义是个挑战。未来对 CDK4/6 抑制剂临床研究的荟萃分析可能会提供更可靠的临床证据。

6. 安全性

哌柏西利联合氟维司群治疗组出现的常见（＞10%）不良反应中最为显著的是骨髓抑制，联合治疗组中性粒细胞减少、贫血和血小板减少等各级不良事件发生率均高于对照组。治疗组中出现中性粒细胞减少的中位时间是 15 日，中位持续时间为 7 日。总体安全性评价中，治疗组中发热性中性粒细胞减少症 0.9%，而对照组中为 0.6%，每组中都有一名患者因为病情恶化而导致死亡，根据随访信息，死亡原因主要是中性粒细胞减少性败血症、多种器官衰竭与疾病恶化。因为不良反应导致试验终止比例在治疗组和对照组中分别为 4% 和 2%。与 PALOMA2 研究结果相似，骨髓抑制特别是中性粒细胞减少是哌柏西利联合治疗中更为常见的不良反应，但是通过严密监测和剂量调整患者耐受性和安全性良好。

7. 探索性分析

本研究中哌柏西利联合氟维司群治疗组中有 265 例进行了基线 cfDNA 检测，265 例患者标本进行了 *PI3K* 突变分析；对照组中 131 例进行了基线 cfDNA 检测，130 例患者标本进行了 *PI3K* 突变分析。探索性分析结果，在 *PIK3CA* 突变人群中，哌柏西利联合氟维司群组对比安慰剂组中位 PFS 分别是 9.5 个月 *vs.* 对照组 3.6 个月。而在 *PIK3CA* 野生型人群中，中位 PFS 分别是 9.9 个月 *vs.* 4.6 个月。在 *ESR1* 突变组中，哌柏西利联合氟维司群中位 PFS 9.4 个月 *vs.* 对照组 3.6 个月，延长 5.8 个月。*ESR1* 野生型人群中治疗组对比对照组中位 PFS 分别是 9.5 个月 *vs.* 5.4 个月。探索性分析显示，无论患者 *PIK3CA* 和 *ESR1* 是否突变，均能从哌柏西利联合治疗中 PFS 获益。

8. 总结

PALOMA3 研究覆盖的患者类型较 PALOMA1 和 PALOMA2 更广，纳入了绝经前及围绝经期患者，以及内分泌治疗后进展患者。结果显示，对于既往内分泌治疗失败、绝经后 / 围绝经期或绝经前患者、激素受体阳性 HER2 阴性的晚期乳腺癌患者，哌柏西利联合氟维司群治疗对比氟维司群加安慰剂的 mPFS 延长近 5 个月（9.5 个月 *vs.* 4.6 个月），使 PFS 增加 1 倍。主要毒性仍为中性粒细胞减少，但是可通过调整剂量来进行有效管理。

四、 临床实践热点问题

问题 1：一线治疗首选 CDK4/6 抑制剂联合 AI *vs.* 氟维司群？影响选择的因素？

樊英：一线治疗选择哪种内分泌药物联合 CDK4/6 抑制剂这个问题，PARSIFAL 研究已发表结果，研究为阴性结果，未能证实氟维司群联合 CDK4/6 抑制剂优效于和非劣效于 AI 联合 CDK4/6 抑制剂，在亚组分析中，内脏转移患者氟维司群联合治疗组较 AI 联合治疗组疗效更差。而在临床实践中，似乎也能体会到氟维司群疗效对于内脏转移患者疗效更差一些。根据 PALOMA2 研究结果，我更倾向于 AI 联合 CDK4/6 抑制剂作为一线治疗，特别是有内脏转移的患者。而对于 AI 辅助治疗后在比较短时间内出现疾病复发的患者，如治疗结束 12 个月以上但 24 个月以内出现复发转移的患者，我会选择氟维司群联合 CDK4/6 抑制剂。

彭亮：一线治疗中内分泌治疗选择哪种药物，到底是 AI 还是氟维司群还是要根据既往用药情况决定。如果是既往内分泌治疗敏感人群，无论是 AI 还是氟维司群联合 CDK4/6 抑制剂应该都有良好的疗效。因为治疗中 CDK4/6 抑制剂是主要发挥作用的药物，而内分泌治疗是辅助地位。进行选择的重要因素是既往是否应用过 AI，对于既往已经应用过 AI 治疗的人群，氟维司群联合 CDK4/6 抑制剂也可作为治疗的选择。

邱立军：晚期 HR 阳性乳腺癌一线治疗选择，在 AI 治疗敏感人群中，AI 和氟维司群两种药物都可作为选择。在头对头比较氟维司群和 AI 联合 CDK4/6 抑制剂疗效的临床数据还未公布时，氟维司群又在医保报销范围之内，因此当时氟维司群也可是一线治疗选择之一。在晚期 HR 阳性乳腺癌 CDK4/6 抑制剂的Ⅲ期研究中，氟维司群联合 Ribociclib 一线治疗 PFS 达 33.6 个月，数据最好。而 PALOMA2 研究结果证实，在内分泌敏感人群中，一线使用 AI 联合哌柏西利证据更为充足。但是，氟维司群也可作为一线临床治疗选择，如对 AI 辅助治疗结束后虽然超过 12 个月但是未超过 24 个月的患者就可选择氟维司群联合 CDK4/6 抑制剂。我比较同意彭亮教授的观点，CDK4/6 抑制剂在治疗中无论是与 AI 还是氟维司群联合都可以改善患者疗效。而 AI 辅助治疗结束后 3 年，甚至 5 年后复发患者，一线治疗可以再选 CDK4/6 抑制剂联合 AI，也可选择 CDK4/6 抑制剂联合氟维司群治疗。当然，在晚期治疗中，也需要规划一线 CDK4/6 抑制剂治疗进展后的合理治疗选择，把氟维司群联合其他靶向治疗（如 PI3K 抑制）作为后续选择也是一种治疗策略。

PALOMA3 研究总体人群中联合治疗组，在原发和继发性耐药两个亚组中，哌柏西利联合氟维司群的疗效有区别。在 PALOMA3 的 OS 分析中原发性耐药亚组的疗效并不显著，既往内分泌治疗不敏感人群（原发内分泌耐药）治疗组未见 OS 延长。在治疗选择时，可以进行参考。

问题 2：≥ 70 岁老年患者 CDK4/6 抑制剂治疗的安全性？起始剂量如何掌握？

樊英： 我认为 70 岁其实是人为提出的一个年龄指标，而对于 70 岁以上的老年患者，要综合各方面因素，如生活质量、生理机能、体重和身高等进行全面考量。如生活质量好、重要脏器功能良好的老年患者我会以 125 mg 初始剂量给药，并进行骨髓毒性的监测和剂量调整。对于年龄过大（80 岁以上）、生活质量较差、身体较弱、体重轻或生理机能较差的患者初始剂量会减量，根据身体耐受程度和血象检测再进行调整。

严颖： 对于老年患者，在近期圣安东尼奥大会中有英国学者关于哌柏西利治疗老年乳腺癌患者的真实世界研究。研究中大约 100 多例 75 岁以上老年患者，90% 初始剂量选择 125 mg，但是在用药前 3 个月中，大约 48.8% 患者需要剂量下调，这也说明将近 50% 的老年患者无法耐受 125 mg 的初始剂量。所以我们在临床实践中，对于 ECOG 评分好、合并疾病不多、骨转移负荷不大、既往治疗线数不多的患者，可尝试使用 125 mg 初始剂量，但是应每周复查血常规，密切监测血象。老年患者对于药物的毒副作用个体差异比较大，因此对于近 80 岁的老年患者，还是会选择初始剂量 100 mg。

张永强： 老年患者的初始剂量问题，在临床实践中需要结合多方面因素综合考虑。我曾经诊治的一名 80 岁乳腺癌晚期患者，患者来自外地，考虑她的年龄和来院检查的困难性，我给她的处方是哌柏西利，初始剂量选择 100 mg 每日，并叮嘱患者治疗第一个月留京以方便每周复查血常规。第 1 周期患者治疗后白细胞减少 I 度，但是考虑到患者高龄，肿瘤负荷并不大，而外地患者来医院检验和及时沟通有一定难度，所以还是给予患者后续 100 mg 治疗。

邸立军：关于老年患者用药安全性和初始剂量问题，有研究发现亚裔人群药物的血液毒性与非亚裔人群有差别，中性粒细胞减少发生率比非亚裔人群高。而在临床经验中，大部分老年患者（大约 60%）对于哌柏西利 125 mg 不耐受，即使初始剂量给予 125 mg 也会在短期内因为血液毒性剂量下调至 100 mg。通常我会至少血常规 2 周复查一次，如果是 III 度白细胞减少伴发热或出现 IV 度白细胞减少会下调剂量。

老年患者的用药剂量选择需要综合各方面因素，患者生活质量、依从性、诊疗方便性等多方面实际因素都要考虑到。在实际临床工作中患者诊疗与临床研究还是有差别。PALOMA2 研究中哌柏西利治疗组中有效率在 50% 以上，如果剂量下调，患者药物耐受性会提高，疗效观察中患者多表现为疾病稳定。

张频：在临床实践中，70 岁以上老年患者用药剂量选择还是要谨慎。因为老年患者通常合并症多，药物耐受性差。从用药安全性考虑，我通常选择 100 mg 起始剂量。PALOMA 系列研究中，患者入组年龄宽泛，最大有 89 岁高龄患者入组，研究结果也提示药物相对安全性良好。但是老年患者个体差异大，对于 75 岁以上老年患者要综合既往诊疗情况、身体状况、经济状况，也要考虑患者就诊复查的方便性。对于不可治愈的晚期患者，诊疗目的不是追求高有效率，而是疾病控制时间和安全性。对于部分高龄患者，如果内分泌治疗敏感并且肿瘤负荷不大，考虑到经济花费和安全性等多方面因素，我也会选择单药内分泌治疗。目前没有特别的生物标志物预测 CDK4/6 抑制剂疗效，所以我们综合多种临床因素，甄别适用人群，选择合理治疗也很重要。

点评与总结

张永强：

1. 关于在晚期一线治疗中选择哪种内分泌药物联合哌柏西利更好，要看患者既往内分泌治疗是否敏感。如果 AI 治疗敏感或初治患者，AI 联合 CDK4/6 抑制剂或者氟维司群联合 CDK4/6 抑制剂都是合理的选择，但从全程管理、治疗策略和已有的研究数据看，首选 AI 联合 CDK4/6 抑制剂，进展后应用氟维司群是更合理的治疗策略。而对于既往 AI 辅助治疗后短期内复发转移患者，一线选择氟维司群联合 CDK4/6 抑制剂更为合理。而严颖教授提出的复发转移病灶再活检，根据转移病灶基因检测结果，如 *ESR1* 突变来选择内分泌药物也是一种新策略。

2. 关于 75 岁以上老年患者用药剂量选择问题，专家讨论后认为：高龄不再是限制用药剂量的唯一因素，合理的用药剂量应综合患者各方面因素如患者身体状态、肿瘤负荷、依从性、既往治疗等多方面整体考虑。对于身体条件好、并发症少的患者可以初始剂量选择 125 mg，在用药过程中进行血液学毒性监测。而对那些身体弱、80 岁以上高龄的患者从用药安全性、来医院就诊方便性等方面考虑应下调初始用药剂量。不论初始选择哪个剂量，更为细致的监测和个体化剂量调整对老年患者治疗来说都非常重要。

参考文献

1. MAXIMOV P Y, LEE T M, JORDAN V C. The discovery and development of selective estrogen receptor modulators（SERMs）for clinical practice. Curr Clin Pharmacol，2013，8（2）：135-155.

2. CHLEBOWSKI R T. Changing concepts of hormone receptor-positive advanced breast cancer therapy. Clin Breast Cancer，2013，13（3）：159-166.

3. SCOTT S C, LEE S S, ABRAHAM J. Mechanisms of therapeutic CDK4/6 inhibition in breast cancer. Semin Oncol，2017，44（6）：385-394.

4. BEAVER J A, AMIRI-KORDESTANI L, CHARLAB R, et al. FDA approval：palbociclib for the treatment of postmenopausal patients with estrogen receptor-positive，HER2-negative metastatic breast cancer. Clin Cancer Res，2015，21（21）：4760-4766.

5. FINN R S, MARTIN M, RUGO H S, et al. Palbociclib and letrozole in advanced breast cancer. N Engl J Med，2016，375（20）：1925-1936.

6. TURNER N C, RO J, ANDRÉ F, et al. Palbociclib in hormone-receptor-positive advanced breast cancer. N Engl J Med，2015，373（3）：209-219.

7. RUGO H S, DIÉRAS V, GELMON K A, et al. Impact of palbociclib plus letrozole on patient-reported health-related quality of life：results from the PALOMA-2 trial. Ann Oncol，2018，29（4）：888-894.

8. RUGO H S, FINN R S, DIÉRAS V, et al. Palbociclib plus letrozole as first-line therapy in estrogen receptor-positive/human epidermal growth factor receptor 2-negative advanced breast cancer with extended follow-up. Breast Cancer Res Treat，2019，174（3）：719-729.

9. CRISTOFANILLI M, TURNER N C, BONDARENKO I, et al. Fulvestrant plus palbociclib versus fulvestrant plus placebo for treatment of hormone-receptor-positive，HER2-negative metastatic breast cancer that progressed on

previous endocrine therapy（PALOMA-3）: final analysis of the multicentre, double-blind, phase 3 randomised controlled trial. Lancet Oncol, 2016, 17（4）: 425-439.

10. HARBECK N, IYER S, TURNER N, et al. Quality of life with palbociclib plus fulvestrant in previously treated hormone receptor-positive, HER2-negative metastatic breast cancer: patient-reported outcomes from the PALOMA-3 trial. Ann Oncol, 2016, 27（6）: 1047-1054.

11. TURNER N C, SLAMON D J, RO J, et al. Overall Survival with Palbociclib and fulvestrant in advanced breast cancer. N Engl J Med, 2018, 379（20）: 1926-1936.

12. VERMA S, BARTLETT C H, SCHNELL P, et al. Palbociclib in combination with fulvestrant in women with hormone receptor-positive/HER2-negative advanced metastatic breast cancer: detailed safety analysis from a multicenter, randomized, placebo-controlled, phase Ⅲ study（PALOMA-3）. Oncologist, 2016, 21（10）: 1165-1175.

13. FRIBBENS C, O'LEARY B, KILBURN L, et al. Plasma ESR1 mutations and the treatment of estrogen receptor-positive advanced breast cancer. J Clin Oncol, 2016, 34（25）: 2961-2968.

讲者：王墨培（北京大学第三医院）

主持与讨论：张永强（北京医院）

邱立军（北京大学肿瘤医院）

张频（中国医学科学院肿瘤医院）

樊英（中国医学科学院肿瘤医院）

严颖（北京大学肿瘤医院）

彭亮（中国人民解放军总医院）